ANSELM GRÜN

# Die Schönheit unserer Welt entdecken

Lob der Schöpfung, Lied der Erde



HERDER

FREIBURG · BASEL · WIEN

Ein einfach-leben-Buch

Herausgegeben von Rudolf Walter




www.herder.de
Umschlaggestaltung: Gestaltungssaal, Sabine Hanel
Umschlagmotiv und Illustrationen im Innenteil:
© anitapol - shutterstock,
ArtKio - shutterstock, Irtsya - shutterstock
Innenlayout und Satz: Gestaltungssaal, Sabine Hanel
Herstellung: GGP Media GmbH, Pößneck

Printed in Germany

ISBN: 978-3-451-00885-6
E-Book: 978-3-451-82965-9

# Inhalt

# Mit neuen Augen sehen – Einleitung

Der Klimawandel macht sich in den letzten Jahren schmerzlich bemerkbar: Überschwemmungen, Waldbrände, Wasserknappheit, übergroße Hitze, die nicht nur den Menschen, sondern auch den Fischen und den Pflanzen zu schaffen macht, ja die ganze Vielfalt des Lebens auf unserem Planeten bedroht. Vernünftige Gründe allein überzeugen offensichtlich die Menschen nicht, dass sie die notwendigen Maßnahmen ergreifen, um dieser Gefahr zu begegnen und die Erwärmung der Erde zu stoppen. Da braucht es eine tiefer begründete, eine spirituelle Beziehung zur Schöpfung. Ich bin überzeugt: Wenn wir die Schönheit der Natur wahrnehmen und in der Schönheit die Spur Gottes erkennen, dann werden wir auch achtsamer mit der Schöpfung umgehen.

Einen Weg zum spirituellen Umgang mit der Schöpfung weist uns die Dichtung. Dichter hatten seit jeher die Aufgabe, den Sinn der Menschen, das heißt ihre Wahrnehmung und ihre Sinne zu schärfen, damit sie in der Lage sind, die Welt mit neuen Augen anzuschauen: nicht mit einem Blick, der besitzen und beherrschen will, sondern mit Augen, die bestaunen und bewundern, die immer wieder das Neue und Schöne in unserer Welt wahrnehmen.

Das Schöne braucht Schonung, wenn es bewahrt werden soll. Das Wort „schön" hängt mit dem Wort „schonen" zusammen. Die Dichtung beschreibt die Schönheit der Natur, die uns an Leib und Seele wohltut: die Schönheit eines Morgens und eines Abends, die Schönheit der Sonne und des Mondes, die Schönheit der Sterne, die in der Nacht leuchten, die Schönheit der Felder und Wälder oder die Schönheit der Berge.

Die Dichter sprechen in ihren Schöpfungsgedichten selten ausdrücklich von Gott. Dennoch singen sie mit ihrem Lied der Erde das Lob Gottes. So hat es schon der Psalm 104 getan. Er beschreibt einfach die Schönheit der Schöpfung. Er erzählt von den Quellen, die allen Tieren des Feldes Trank spenden und aus denen die Wildesel ihren Durst stillen (vgl. Ps 104,11). Doch dem Psalmisten ist klar, dass Gott selber es ist, der die Quellen hervorsprudeln lässt. Gott selber lässt das Gras wachsen für das Vieh und Pflanzen für den Menschen, „die er anbaut, damit er Brot gewinnt von der Erde und Wein, der das Herz des Menschen erfreut" (Ps 104,14f). Dichter können so von der Welt sprechen, dass ihre Sprache offen ist für das Geheimnis der Erde: für den Schöpfer, der all das Wunderbare geschaffen hat. Sie beschreiben die Schönheit der Erde und zeigen, dass darin die Urschönheit Gottes aufleuchtet. So kann die Erde und alles, was sie in der Natur beobachten, zum

Symbol für Gott werden, der für die Menschen sorgt und der sie erfreut mit der Schönheit der Natur.

Die Dichter haben aber auch ein Auge für die Gefährdung dieser Schönheit, und ihr Lied der Erde gibt auch dem Schmerz darüber einen Ausdruck.

Für Martin Heidegger ist die Sprache immer auch Gesang. So singen die Dichter das Lied der Erde. Heidegger zitiert die Verse aus der Hymne „Friedensfeier" von Friedrich Hölderlin in der folgenden Fassung:

> *„Viel hat von Morgen an,*
> *Seit ein Gespräch wir sind und hören voneinander,*
> *Erfahren der Mensch; bald sind aber Gesang (wir)."*

Und er interpretiert diese Verse so: „Der Gesang ist die Feier der Ankunft der Götter – in welcher Ankunft alles still wird. Der Gesang ist nicht der Gegensatz zum Gespräch, sondern die innigste Verwandtschaft mit ihm; denn auch der Gesang ist Sprache" (Martin Heidegger, Unterwegs zur Sprache, 182).

So können wir die Schöpfungsgedichte verstehen als Lieder der Erde, die die Dichter singen. Sie lassen die Erde selbst erklingen. Mit ihren Gedichten entsprechen sie einer Spiritualität, wie sie die Traditionen indigener Völker, etwa der Indianer in Nordamerika, vertreten haben. Es ist eine Spiritualität, die nicht von Gott als einem Gegenüber spricht, sondern von der Natur als einer Wirklichkeit, die ganz und gar von Gottes Geist durchdrungen ist. Indem diese Texte also angemessen von der Erde und ihren Wundern sprechen, sprechen sie auch von Gott; in ihrer Sprache wird Gott selbst anwesend.

Wir haben für dieses Buch Schöpfungsgedichte ausgesucht, die uns einen solchen betrachtenden und nicht vereinnahmenden Blick auf die Natur und das Geheimnis der Schöpfung lehren wollen. In der spirituellen Tradition sprechen wir von der „Mutter Erde". Es ist daher nicht verwunderlich, dass in der katholischen Spiritualität auch Maria oft mit der Natur zusammengesehen wird. Diese bildhafte Rede verweist uns auf die Mütterlichkeit der Erde, die uns trägt und bedingungslos annimmt, die uns nährt und hegt und pflegt. Auch die Sprache selbst hat etwas Mütterliches. Nicht umsonst sprechen wir von der „Muttersprache". Die Erde ist unsere Heimat, genauso wie die Sprache für uns Heimat bedeutet, wie Hilde Domin immer wieder betont hat: „Die Sprache, in der ich die Welt gewissenhaft benenne, gewissenhaft mitteilbar mache (und auch so mitteile, dass ich gehört werde), die kann nicht wegnehmbar sein, sie ist die äußerste Zuflucht. Dieses Zuhause verteidige ich bis zu meinem letzten Atemzug. Wie früher ein Bauer seine Scholle." Ähnlich sieht es Peter Handke. Er ist überzeugt: indem er über einen Ort schreibt, macht er ihn betretbar: „Man erlebt ein Beheimaten, oder man fühlt sich beheimatet."

Die so verstandene Sprache der Dichter will also die Schöpfung nicht besitzen, sondern sie darstellen und sie so zur Sprache kommen lassen, dass die Dinge zu leuchten beginnen. Wenn die Natur uns in diesen Gedichten aufleuchtet, dann werden wir auch behutsam mit ihr umgehen. Aber die Dichter beschreiben nicht nur die Schönheit der Natur. In manchen Gedichten beklagen sie nicht nur den Verfall der Sprache, sondern auch die Ausbeutung der Natur. Sie wollen den Leser aufwecken, ihn schockieren, damit er sich nicht zufrieden gibt mit der Beziehung, die er zur Natur hat. Sie wollen ihn zur Verantwortung ziehen, damit er verantwortlich mit der Schöpfung umgeht.

Dichter sind keine Moralisten, die ethische Gebote oder Imperative verkünden oder bestimmte Handlungsprinzipien einfordern. Doch sie wollen mit der Sprache auch unser Empfinden schärfen, damit wir nicht emotionslos an der Natur vorbeigehen oder sie nur beherrschen wollen. Sie wollen uns zum Mitgefühl anregen. Wer mit der Natur fühlt, der wird auch behutsam und achtsam mit ihr umgehen. So können gerade die hier vorgestellten Texte uns einladen, die Natur bewusst wahrzunehmen als das, was sie ist: Schöpfung Gottes, Nährboden für unseren Leib und unsere Seele, Lehrmeisterin, wie Leben gelingt, und heiliger Boden, den wir heiligen sollen. Heilig ist das, was der Welt und ihrer Herrschaft entzogen ist. Die Dichter laden uns ein, in diesem Sinn die Natur heilig zu halten, anstatt sie zu beherrschen, sie zu hegen und zu pflegen als etwas Kostbares, das uns Gott anvertraut hat.

# Präludium

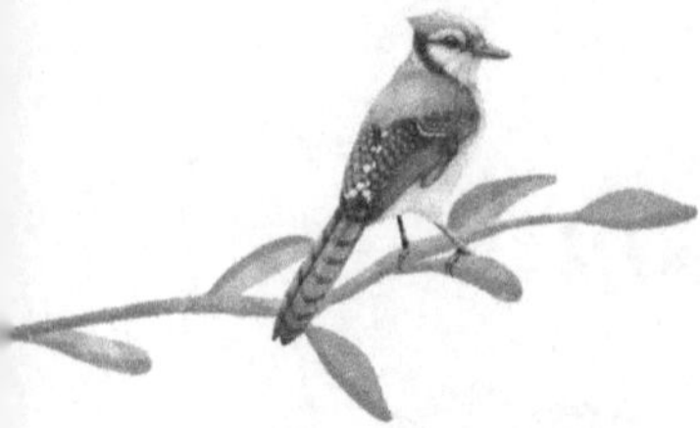

# Wundern, Staunen, Ehrfurcht

*Ein Mensch, der sich nicht wundern kann,*
*der nicht ständig staunt*
*oder nicht ständig anbetet –*

*und wäre er auch Präsident zahlreicher*
*königlicher Akademien*
*und hätte er die großen Entdeckungen aller*
*Laboratorien*
*und Observatorien in seinem Kopfe gespeichert –*

*ist nichts anderes als ein paar Brillengläser,*
*hinter denen sich keine Augen befinden.*

THOMAS CARLYLE (1795–1881)

Thomas Carlyle, der schottische Essayist aus der Epoche der Romantik, verlangt vom Menschen drei Haltungen, damit er sich wirklich als Mensch verstehen kann: sich wundern, staunen und anbeten. Die Schöpfung zeigt uns so viele Wunder der Schönheit. Doch wir nehmen sie für selbstverständlich.

Da braucht es die Haltung, sich wundern können über die vielen Wunder, die Gott uns in der Natur immer wieder erleben lässt: das Wunder der Schönheit einer Blume, das Wunder der Fülle und zugleich Kraft eines Wasserfalls, das Wunder eines hohen Berges mit seiner einmaligen Gestalt, die sich jetzt schon über Jahrtausende den Menschen zeigt.

Die zweite Haltung ist das Staunen. Das Wort „staunen" hängt mit „stauen" zusammen. Stauen bedeutet: den Fluss hemmen, stehen bleiben. Staunen kann man nicht im Vorbeigehen. Da muss man stehen bleiben, still werden, um das zu bestaunen, was sich uns in der Natur anbietet. Wir staunen über den Fleiß der Ameise, über das Zusammenwirken der Bienen, aber auch über die Kraft eines Stieres.

Die dritte Haltung ist die Anbetung. Das ist ein religiöser Ausdruck. Wir beten Gott an, der so groß und allmächtig ist, vor dem wir anbetend schweigen, weil uns die Worte fehlen, das Unbegreifliche zu beschreiben. Anbeten heißt: ganz und gar auf Gott schauen und sich selbst dabei vergessen.

Wenn wir aufhören, um uns selbst zu kreisen, ständig unsere Befindlichkeit zu beobachten, sondern uns vergessen, dann erleben wir uns wahrhaft frei. Für Georges Bernanos besteht die Gnade aller Gnaden darin, sich selbst vergessen zu können. Das Paradox besteht darin, dass wir gerade dann, wenn wir uns selbst vergessen, ganz wir selbst sind. In der achtsamen, staunenden Begegnung mit der unbegreiflichen Dimension der Schöpfung kann dies gelingen.

# Sinnvoll und schön

*Gott,*
*du nimmst den Zeichenstift – und die Linien*
*tanzen.*
*Du spielst die Flöte – und die Töne schimmern.*
*Du bewegst den Pinsel – und die Farben singen.*

*So wird alles sinnvoll und schön jenseits*
*der Zeit, in dem Raum, der du bist.*
*Wie könnte ich irgendetwas zurückhalten*
*von dir?*

DAG HAMMARSKJÖLD (1905–1961)

Dag Hammarskjöld war als Generalsekretär der Vereinten Nationen ein überragender Diplomat, und ein integrer Friedensbringer. Aber neben seinem politischen Handeln erkannten viele nach seinem gewaltsamen und bis heute ungeklärten Tod, dass er ein Mystiker war, der sich auch für seine persönliche Lebensgestaltung zeitlebens mit den Traditionen der Religionen auseinandersetzte. In einer oft aphoristisch verdichteten Prosa hat er in den Aufzeichnungen „Zeichen am Weg“, die 1963 veröffentlicht wurden, sein Leben als Ort der Verantwortung verstanden. Sein ganzes Streben war, sich Gott zu öffnen und sich von

Gottes Geist durchdringen zu lassen. In den Zeilen über Gottes Zeichenstift wird spürbar, dass er die Welt mit anderen Augen angeschaut hat. Hinter allen schönen Farben der Natur sah er Gott, der diese Farben geschaffen hat. Hinter all den wunderbaren Tönen ist es Gott, der das Instrument spielt. Die Schöpfung ist für ihn von Gott erfüllt. Aber zugleich verweist sie ihn auf den Raum jenseits aller Zeit, auf den Raum, in den uns Gott im Tod einlädt. In diesem Raum werden wir die Schönheit der Farben und der Töne auf neue Weise erleben und in dieser Erfahrung auch unser eigenes Dasein als sinnvoll erfahren.

1. Kapitel:

# Wem gehört die Erde?

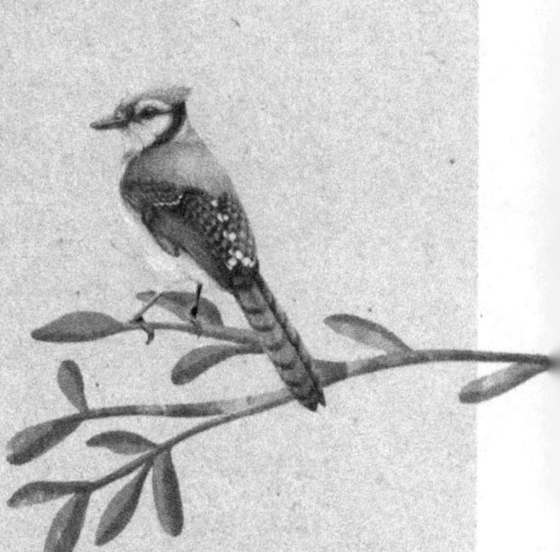

# Wem gehört die Erde?

*Wem gehört die Erde?*
*Wem gehören Erz und Öl?*
*Wer kettet die Menschen*
*an schwere Waffen*
*und handelt behende*
*das Gleichgewicht aus?*
*Die Händler haben*
*das Sagen. Warum?*

*Heilig ist ihnen nur ihre Habe,*
*die Macht und der Friede,*
*solange er nützt.*
*In Banken und Börsen*
*hört man sie beten,*
*in Angstträumen sprechen*
*die Glücksvermehrungslitanei,*
*das Mater Unser der Ökonomie.*

*Der im Himmel wohnt,*
*kann wunderbar spotten,*
*der lacht, wenn er will,*
*diese Weltherren kaputt.*
*Er weckt zum Leben, wen er will.*
*Er gibt zum Leben, was er will.*
*Die sich bergen an ihm,*
*können glücklich sein.*

ARNIM JUHRE (1925–2015)

Für den Dichter und Verfasser geistlicher Lieder Arnim Juhre war die Bewahrung der Schöpfung ein großes Anliegen. In vielen seiner Gedichte kommt er auf dieses Thema zu sprechen. So auch in dem Gedicht, das eine ganz grundlegende Frage stellt: „Wem gehört die Erde?" Der Autor kennt die Bedrohung unserer Welt, er weiß um die Erkenntnisse der Ökologie und ist doch ganz in der christlichen Tradition beheimatet. So erkennen wir auch in diesem Gedicht Anklänge an die Sprache der Psalmen. Schon die erste Frage erinnert an Psalm 24,1: „Dem Herrn gehört die Erde und was sie erfüllt." Nachdem Juhre die Herrschaft der Händler beschrieben hat, die die Erde ausbeuten und nur auf ökonomischen Gewinn aus sind, und von ihrer „Glücksvermehrungslitanei" als ihrer einzigen Form zu beten gesprochen hat, spricht er vom Lachen und Spotten Gottes über diese Menschen, die meinen, sie hätten alles in der Hand. Hier steht Psalm 2,4 im Hintergrund: „Doch er, der im Himmel thront, lacht, der Herr verspottet sie." Und dann schildert er Gott als den, dem die Erde gehört. Gott weckt zum Leben, wen er will. Das Leben ist in der Hand Gottes und nicht in der Hand der Händler. Juhre schließt mit dem trostvollen Wort: „Die sich bergen bei ihm, können glücklich sein."

Arnim Juhre hat viele seiner Gedichte auch für den Gemeindegesang geschrieben. Aber seine Lieder sind keine Triumphlieder, sondern Lieder des Suchens inmitten einer Welt, in der Gott immer weniger vorkommt. So mahnt er die, die seine Lieder im Gottesdienst singen; „Sing nicht so schnell dein Glaubenslied. Sing nicht so laut, so grell.“ Wir sollen in aller Ehrlichkeit und Offenheit die Welt anschauen, so wie sie ist. Und wir dürfen uns unsere eigenen Zweifel eingestehen. Erst dann können wir unsere Glaubenslieder singen und unser Vertrauen ausdrücken, dass wir angesichts dieser von bloß ökonomischen Maßstäben beherrschten Welt bei Gott geborgen sind. Und dann geben das Gedicht und das Lied uns die Hoffnung: dass diese Welt auch für künftige Generationen Heimat sein wird.

# Wir stehn auf dünner Erdenhaut

*Wer hat den Mond gemacht, das Jahr?*
*Wer gab der Sonne Glut und Licht?*
*Wer träufte Wasser auf den Staub?*
*Wer hält die Welt im Gleichgewicht?*

*Wir stehn auf dünner Erdenhaut*
*und gucken in die Luft.*
*Manch einer hat auf Sand gebaut,*
*rutscht langsam in die Gruft.*

*Wer saugt das Öl der Erde aus?*
*Wer macht die Preise auf dem Markt?*
*Wer jagt jedwedem Vorteil nach?*
*Wer kriegt den nächsten Herzinfarkt?*

*Wind und Wolken ziehn vorbei,*
*über Grenzen hin.*
*Berge da und Brunnen dort,*
*mal Ende, mal Beginn.*

*Wer späht nach Brot und Arbeit aus?*
*Wer beißt ins Gras, eh ers gedacht?*
*Wen dürstet nach Gerechtigkeit?*
*Wer gibt auf seinen Bruder acht?*

*Wir stehn auf dünner Erdenhaut*
*Und gucken in die Luft.*
*Manch einer hat auf Sand gebaut,*
*rutscht langsam in die Gruft.*

*Wind und Wolken ziehn vorbei,*
*über Grenzen hin.*
*Berge da und Brunnen dort.*
*Wo geht die Reise hin?*

ARNIM JUHRE (1925–2015)

Arnim Juhre beginnt auch diesen Text mit einer grundsätzlichen Frage: Wer hat das alles gemacht, den Mond und die Sonne? Und er schließt die Frage an, wer die Welt im Gleichgewicht hält. Er fragt aber nicht nur nach Gott als dem Schöpfer und Erhalter der Welt. Er bezieht er sich auch auf uns Menschen, die diese Erde bevölkern. Und er charakterisiert die Menschen als solche, die auf dünner Erdenhaut stehen und in die Luft gucken. Die bekannte Kindergeschichte vom „Hanns Guck-in-die-Luft“ mit seiner tölpelhaften Unachtsamkeit wird hier nicht komisch, sondern tragisch zugespitzt: Diese Menschen haben keinen Wirklichkeitssinn, sie merken gar nicht, dass die Erde, auf der sie stehen, keinen festen Halt gibt. Sie schauen einfach in die Luft, sie kümmern sich nicht um die Erde. Sie haben auf Sand gebaut und rutschen langsam in die Gruft, in den Tod.

Dann stellt Arnim Juhre in zwei Strophen Fragen an die Menschen: „Wer saugt das Öl der Erde aus? Wer macht die Preise auf dem Markt?“ Die, die jedem Vorteil nachlaufen, bekommen oft den nächsten Herzinfarkt. In der zweiten Strophe fragt er nach den Menschen, die auf der Suche nach Brot und Arbeit sind, die nach der Gerechtigkeit hungern und dürsten und auf ihren Bruder achten. Diese Fragen greifen Worte aus der Bergpredigt auf. Es sind in diesen beiden Strophen also zwei verschiedene Typen von Menschen angesprochen: Menschen, die nur an sich denken und die Erde ausbeuten, und Menschen, die sich um die Gerechtigkeit bemühen und auf ihre Brüder und Schwestern achten.

„Wo geht die Reise hin?“ Arnim Juhre möchte uns mit dieser Frage aufrütteln, unsere sorglos-blinde Naivität aufzugeben und die Realität unserer Erde auch als unsere eigene Wirklichkeit wahr- und ernst zu nehmen. Wir müssen uns entscheiden: zwischen dem Kreisen um uns selbst und unseren Vorteil und der Sorge für andere Menschen. Die Sorge für andere ist immer auch die Sorge für die Erde. Es ist eine Entscheidung auf Leben und Tod: Wir stehen auf dünner Erdenhaut. Daher sollen wir achtsam und behutsam mit der Erde umgehen, damit wir nicht durch die dünne Erdenhaut vorschnell „in die Gruft“ abrutschen.

# ach erde du alte

*ach erde du alte*
*mit den tränensäcken*
*wies eitert aus den sieben bergen*
*wie es hungrig mit den köpfen wackelt*
*ach du alte trieferde*
*mir brennts im eingeweide*
*es rüttelt hinter den schläfen*
*daß ich nicht singen darf*
*ach alte erde*
*wie gern tät ich dich preisen*
*als wärest dus noch*
*gottesgebärerin*
*was gibt es auch sonst*
*darauf zu wandeln*
*wenn schon zwischen öllachen*
*zwischen den schädlingen*
*zwischen dem kehraus wenn schon*
*ach erde du alte*
*was gibt es sonst für uns*
*gepriesen seist du*
*als obs dich noch gäbe*
*als ob du mich jetzt an die brust nähmst.*

JOHANNES POETHEN (1928–2001)

Dieses eindringliche Gedicht eines Zeitgenossen drückt den Schmerz über die geschändete und ausgebeutete Erde aus. Der Dichter Johannes Poethen sehnt sich nach der alten Erde, die noch Gottesgebärerin war. Die Bibel kann ja so über die Erde sprechen, und die Liturgie hat es aufgegriffen, wenn sie am ersten Adventssonntag als Kommuniongesang singt: „Der Herr spendet seine Güte, und unser Land gibt seine Frucht" (Ps 85,13). Diese alte Liturgie ist noch voller Optimismus: Die Erde bringt Jesus als Frucht hervor. Doch jetzt erlebt der Dichter die Erde als entstellt: voller Tränensäcke und Eiter. Es schmerzt ihn bis in die Eingeweide. Sein Kopf grübelt nach über die Zerstörung der Erde und sein Schmerz kommt an kein Ende. Er möchte so gerne singen, aber der Zustand der Erde mit ihren Öllachen und ihren Schädlingen verbietet ihm das Singen. Doch zuletzt ringt er sich trotzdem durch zum Singen. „Gepriesen seist du, als obs dich noch gäbe, als ob du mich jetzt an die brust nähmst." In diesem Preislied auf die Erde schwingt die Hoffnung mit, dass es diese Erde, die er so schmerzlich vermisst, doch wieder gibt und dass sie wieder zur Heimat wird, dass sie uns an die Brust nimmt und uns nährt mit Zuwendung, mit Schönheit, mit Liebe.

# Psalm

*Wie undicht sind doch die Grenzen mensch-*
*licher Staaten!*
*Wie viele Wolken schwimmen straflos darüber hin-*
*weg,*
*wie viel vom Sand der Wüsten rieselt von*
*Land zu Land,*
*wie viele Bergsteine rollen auf fremden Besitz*
*in frechem Gehüpf!*

*Muss ich hier Vogel für Vogel aufzählen,*
*wie er flieht*
*oder wie er sich setzt soeben*
*auf den gesenkten Schlagbaum?*
*Und wäre es gar ein Spatz –*
*schon ist sein Schwänzchen drüben,*
*sein Schnabel aber noch hüben.*
*Und obendrein – wie er zappelt!*

*Von ungezählten Insekten erwähne ich*
*nur die Ameise,*
*die zwischen dem linken und rechten Schuh*
*des Grenzschutzpostens auf dessen Frage:*
*Woher, wohin?*
*sich zu keiner Antwort bequemt.*

*Oh, diese ganze Ordnungswidrigkeit auf*
*einmal auf allen Kontinenten!*
*Schmuggelt da nicht vom andern Ufer die*
*Rainweide*
*das hunderttausendste Blatt über den Fluss?*
*Wer sonst als der Tintenfisch, langarmig, dreist,*
*verletzt die heilige Zone der Hoheitsgewässer?*

*Kann überhaupt von Ordnung gesprochen werden,*
*wo man nicht einmal die Sterne ausbreiten kann,*
*damit man weiß, wem welcher leuchtet?*

*Und dann das tadelswerte Sich-Breitmachen*
*dieses Nebels!*
*Das Stauben der Steppe in alle Weite,*
*als wäre sie nicht in der Mitte geteilt!*

*Und das Widerhallen der Stimmen*
*auf willigen Wellen der Luft:*
*des Lock-Gepiepses und des bedeutsamen*
*Glucksens!*

*Nur was menschlich ist, kann wahrhaft fremd sein.*
*Der Rest ist Mischwald, Maulwurfsarbeit, Wind.*

WISŁAWA SZYMBORSKA (1923–2012)

Maria Wisława Anna Szymborska war eine der bedeutendsten Lyrikerinnen Polens. Ihre Gedichte werden nicht nur zur polnischen Nationalliteratur, sondern zur Weltliteratur gerechnet. 1996 bekam sie den Nobelpreis für Literatur. Sie betrachtet die alltäglichen Dinge aus einer ungewöhnlichen Perspektive und kommt dann beim Betrachten ins Philosophieren. Sie assoziiert Elemente der Schöpfung und erinnert an eine Welt, die vor dem Menschen da ist. So betrachtet sie in diesem Gedicht die Wolken, den Spatz, die Ameise und den Nebel, die sich alle nicht an die von Menschen gemachten Grenzen halten. Die Ordnung der Natur ist nicht die Ordnung der Menschen. Für die Natur gibt es keine Grenzen. Da fließt alles ineinander über. Die Grenzenlosigkeit der Natur will uns Menschen mahnen, die Grenzen abzubauen, die wir trotz aller politischen Grenzöffnungen doch immer wieder zwischen uns aufbauen: die Grenzen zwischen arm und reich, zwischen Ost und West, zwischen Gläubigen und Ungläubigen und die Grenzen zwischen den Staaten, die Vorurteile, die immer noch in uns herrschen und uns von den Menschen trennen. Die Ameise hält sich an keine Grenze. Und der Nebel verbindet alles miteinander. Was uns die Natur zeigt, das sollten wir in unserem Miteinander nachahmen. Szymborskas eindringliche Verse wollen uns zeigen: Wenn wir die natürliche Welt, ihre Fülle und ihre Gesetze wahrnehmen und beachten würden, statt ihr unsere Ordnung gedankenlos aufzuzwängen und manipulativ und gewaltsam in ihre Ordnung einzugreifen, wäre ein neues Miteinander möglich.

Dass die Dichterin für ihre Botschaft die Form des Psalms wählt, der biblischen Lieder und Gebete, sich also ausdrücklich auf die Erfahrung der Bibel bezieht, gibt ihrer Wahrnehmung und ihrer Forderung, Verantwortung zu übernehmen, eine besondere Ernsthaftigkeit und ein besonderes Gewicht.

# Die Erdmutter

> *Alles, was lebt, ist ihr Lied,*
> *Alles, was stirbt, ist ihr Lied.*
> *Auch der Wind, der da weht, ist ein Erdlied,*
> *Und die Erde will alle ihre Lieder singen.*

ERDLIED DER DAKOTA

Die Dakota gehören zum indianischen Volk der Sioux in Nordamerika. Sie haben eine besondere Beziehung zur Natur und werfen den Weißen vor, dass sie die Beziehung zur Natur verloren haben. Wenn sie die Erde betrachten, sprechen sie von der Erdmutter. Das ist keine Göttin. Aber aus diesem Wort spricht das Empfinden, dass die Erde für sie Mutter ist. Das wird im christlichen Bereich ja ähnlich gesehen, wenn die Erde als etwas Mütterliches wahrgenommen wird und wenn die Erde oft mit Maria verbunden wird.

Alles, was geschieht, ist ein Lied der Erde. Das Leben ist ein Lied, aber auch der Tod ist ein Lied. Auch der Wind ist ein Lied, das uns die Erde singt. Das Erdlied der Dakota zeigt, dass sie einverstanden sind mit der Erde und mit dem Schicksal, das den Menschen trifft. Ganz gleich, was dem Menschen geschieht, es ist auch ein Lied der Erde. Das Lied kann fröhlich sein oder traurig. Aber immer verwandelt das Lied unsere Stimmung. Es vermittelt allem, was wir erleben, etwas

Leichtes. Das Lied verwandelt das Leben und den Tod. Auch der Tod, vor dem wir oft Angst haben, ist ein Lied. Wenn wir ihn so betrachten, dann verliert er das Angstmachende und Grauenerregende. Dann singt uns die Erde im Tod ein Lied, das uns hineinführt in eine andere Welt. Musik ist immer ein Hinübergehen in eine andere Welt. So tauchen wir in den Liedern vom Leben und vom Tod jetzt schon ein in eine Welt von Schönheit und Freude. Und im Tod werden wir für immer in dieser Welt der Schönheit sein.

## Schöpfer und Erhalter

*Wer hat erschaffen die Himmel und die Erde und sendet euch Wasser vom Himmel herab, durch das wir herrliche Gärten sprießen lassen, deren Bäume ihr allein nicht wachsen lassen könnt?*
*Ist da ein Gott neben Allah? […]*

*Wer hat die Erde befestigt und mitten in sie Flüsse gesetzt und feste Berge hingestellt und die beiden Gewässer voneinander getrennt?*
*Ist da ein Gott neben Allah? Doch die meisten erkennen dies nicht.*

*Allah ist es, der die Winde sendet und die Wolken aufrührt;*
*er breitet sie aus am Himmel, wie er will, und er zerreißt sie;*
*dann siehst du den Regen aus ihrer Mitte hervorbrechen, und er trifft damit, wen immer er will, von seinen Dienern, die sich dessen freuen, obwohl sie, bevor er ihnen herabgesandt wurde, in Verzweiflung waren.*

*Betrachte so die Spuren der Barmherzigkeit Allahs, der die Erde belebt, nachdem sie tot war.*
*Er ist der Beleber der Toten, und er hat Macht über alles.*

KORAN

Der Koran sieht in allem, was ist und was geschieht, Gott am Werk. So hat er auch ein Gespür für die Schönheit der Welt. Die ganze Welt erinnert ihn an Gott, den Schöpfer aller Dinge. Gott hat die Welt geschaffen, aber er formt auch den Menschen und gestaltet ihn schön. Daher sollen wir auch uns selber nicht nach heutigen Modekategorien betrachten, sondern nach der Schönheit, die Gott in jeden Menschen gelegt hat. Die Antwort auf die Schönheit der Schöpfung und auf die Schönheit, die Gott in jeden Menschen gelegt hat, ist das Rühmen und Loben Gottes.

Der Koran sieht die Natur mit ähnlichen Augen wie das Judentum und das Christentum. Im Psalm 104 beschreibt der Psalmist die Welt, die Gott so wunderbar gestaltet hat. Der Beter beginnt mit dem Aufruf, Gott zu loben: „Lobe den Herrn, meine Seele! Herr, mein Gott, wie groß bist du! Du bist mit Hoheit und Pracht bekleidet" (Ps 104,1). Gott ist nicht nur der, der alles so schön und wunderbar geschaffen hat. Er ist auch der, der uns mit Gutem versorgt. Das sieht der Psalmist ähnlich, wenn er Gott beschreibt als den, der Pflanzen für den Menschen wachsen lässt, „damit er Brot gewinnt von der Erde und Wein, der das Herz des Menschen erfreut" (Ps 104,14f).

Im Lob der Schöpfung und des Schöpfers können sich Juden, Christen und Muslime miteinander verbinden. Indem sie gemeinsam auf die Natur und ihren Schöpfer schauen, werden sie eins im Loben und Rühmen Gottes, im Singen und Dichten.

# O Herr der Welt

*dir singe ich.*
*Alles blüht um mich her,*
*und die Welt ist gesegnet und voll Freude.*
*Dir singe ich! Wie glänzt jetzt der Tau,*
*wie jubeln alle die bunten Vögel,*
*der Gesang der Zwitschernden tönt überall!*
*Alle singen zu Ehren dir,*
*dem Erschaffer des Alls, dem einen Gott.*

*Du allein bist die Quelle des Gesanges,*
*im Himmel wird das Lied geboren.*
*Auch nur im Himmel lässt seine Stimme strahlen*
*der liebliche Vogel der Götter,*
*und die heiligen Vögel jubeln im Wechselgesang*
*zum Preise des, der die Welt geschaffen.*

*Mein Herz hört die Stimmen,*
*und ich will alle dunklen Schleier der Vergangenheit*
*den Winden geben,*
*damit auch mein Seufzen aufsteigt*
*in den unendlich leuchtenden Himmel,*
*hoch hinauf, und mitklingt,*
*wo die gelben Kolibris singen*
*zum Preise des Gottes des Himmels.*

*Ach, ich will nicht weinen auf Erden.*
*Verfällt nicht das Haus irdischer Träume?*
*Ach, ich weiß: Was immer die Erde trägt,*
*muss enden, wie hier unser Leben endet.*
*Doch will ich singen zu dir, durch den die Welt besteht,*
*in den Himmel hinauf möge meine Seele dir singen,*
*so sieh sie freundlich an,*
*du, in dem sie ihr Leben hat.*

AZTEKISCH

Die Azteken bildeten in Mittelamerika und Mexiko eine Hochkultur, die leider von den spanischen Eroberern zerstört wurde. Heute suchen wir fieberhaft nach den Resten der aztekischen Kultur und erkennen, wie hoch diese Kultur stand und welche wunderbaren Bauten sie hervorgebracht haben. Wie alle indianischen Stämme haben die Azteken eine besondere Liebe zur Natur. Die Erde ist für sie eine Quelle der Freude. Vor allem lieben sie die Vögel. Es sind heilige Vögel, die die Freude Gottes über seine Schöpfung zum Ausdruck bringen. Das Leben zerfällt, das Haus irdischer Träume verfällt, doch Gott, der Schöpfer der Welt, bleibt ewig. Und so will der Dichter dieses Gedichts mit den Vögeln Gott ein Loblied singen. Der Gesang der Vögel wird im Himmel geboren. Im Gesang der Vögel haben wir also schon teil an der Welt Gottes. Unsere Seele verbindet sich mit den Vögeln und singt Gott ein Loblied. So möge Gott freundlich auf unsere Seele schauen. Wenn sie singt, steigt sie schon in den Himmel auf. Und Gott wird ihr ewiges Ziel sein. Dieses Ziel wird schon erfahrbar, wenn wir hier den Gesang der Vögel hören und selber einstimmen in diesen himmlischen Gesang.

# Der Sonnengesang des Franz von Assisi

*Höchster, allmächtiger, guter Herr,*
*dein ist der Lobpreis, die Herrlichkeit und Ehre und jeglicher Segen.*
*Dir allein, Höchster, gebühren sie*
*und kein Mensch ist würdig, dich zu nennen.*

*Gelobt seist du, mein Herr,*
*mit allen deinen Geschöpfen,*
*besonders dem Herrn Bruder Sonne;*
*er ist der Tag schenkt, und du spendest uns das Licht durch ihn.*
*Und schön ist er und strahlend in großem Glanz,*
*dein Sinnbild, o Höchster.*

*Gelobt seist du, mein Herr,*
*durch Schwester Mond und die Sterne;*
*am Himmel hast du sie gebildet,*
*hell leuchtend und kostbar und schön.*

*Gelobt seist du, mein Herr,*
*durch Bruder Wind und durch Luft und Wolken*
*und heiteres und jegliches Wetter,*
*durch das du deinen Geschöpfe Unterhalt gibst.*
*Gelobt seist du, mein Herr,*
*durch Schwester Wasser,*

*gar nützlich ist es und demütig*
*und kostbar und keusch.*

*Gelobt seist du, mein Herr,*
*durch Bruder Feuer,*
*durch das du die Nacht erleuchtest;*
*und schön ist es und liebenswürdig*
*und kraftvoll und stark.*

*Gelobt seist du, mein Herr,*
*durch unsere Schwester Mutter Erde,*
*die uns ernährt und lenkt*
*und vielfältige Früchte hervorbringt*
*und bunte Blumen und Kräuter.*

*Gelobt seist du, mein Herr,*
*durch jene, die verzeihen um deiner Liebe willen*
*und Krankheit ertragen und Drangsal.*
*Selig, die solches ertragen in Frieden,*
*denn von dir, Höchster, werden sie gekrönt werden.*

*Gelobt seist du, mein Herr,*
*durch unsere Schwester, den leiblichen Tod;*
*ihm kann kein Mensch lebend entrinnen.*
*Wehe jenen, die in schwerer Sünde sterben.*
*Selig jene, die sich in deinem heiligsten Willen finden,*
*denn der zweite Tod wird ihnen kein Leid antun.*

*Lobt und preist meinen Herrn*
*und sagt ihm Dank und dient ihm mit großer*
*Demut.*

FRANZ VON ASSISI (1181/82–1226)

Der wunderbare Sonnengesang gehört zur klassischen italienischen Literatur. Franz von Assisi hat ihn wenige Jahre vor seinem Tod gedichtet, als er schon sehr krank war und kaum mehr etwas sehen konnte. Bis heute entfaltet er seine Wirkung. Papst Franziskus machte 2015 die Worte „Laudato si'", mit denen im italienischen Original die zweite Strophe beginnt, zum Titel einer Enzyklika, die das Programm einer notwendigen globalen Hinwendung zur Schöpfung, eines Umdenkens aus Sorge um die Erde als das gemeinsame Haus entfaltet.

Ich spüre in diesem Sonnengesang die große Zärtlichkeit, mit der Franziskus der Schöpfung begegnet. Das Lob Gottes steht im Mittelpunkt. Aber dieses Lob drückt sich konkret aus: durch eine zärtliche Beziehung zu Sonne, Mond und Sternen, zur Erde, zum Feuer und zum Wasser. Alle Geschöpfe nennt Franziskus Bruder und Schwester. Dabei geht er natürlich von den italienischen Worten aus. Da ist die Sonne männlich und der Mond weiblich. Alle Geschöpfe sind für Franziskus Geschwister, mit denen er gemeinsam Gott lobt. Geschwister stehen auf gleicher Ebene. So fühlt sich

Franziskus mit den Geschöpfen der Welt verbunden. Er spürt ein Vertrautsein und eine innere Verwandtschaft mit dem ganzen Kosmos. Und er spürt in den Geschöpfen den Schöpfer, der sie aus Liebe geschaffen und mit seiner Liebe durchdrungen hat. Wenn ich dieses schöne Gedicht lese, dann spüre ich in mir schon eine innere Verwandlung. Da kann ich die Natur nicht als objektives Gegenüber erleben, sondern ich erfahre sie als vertraute Schwester oder Mutter. In dieser Vertrautheit kann ich nur zärtlich und achtsam umgehen mit der Schöpfung.

Von der Schöpfung wendet Franziskus in der vorletzten Strophe den Blick auf die Menschen. Manche meinen, diese Strophe habe Franziskus hinzugefügt, als es einen Konflikt von Gläubigen mit dem Bischof von Assisi gab. Die Schönheit und der Friede der Schöpfung gehen verloren, wenn die Menschen gegeneinander kämpfen. Daher soll der gute Umgang mit der Schöpfung auch ausstrahlen in ein versöhntes Leben der Menschen. Versöhnung und Frieden werden aber nur möglich, indem die Menschen einander vergeben. Ohne Vergebung gibt es keinen Frieden zwischen den Menschen und zwischen den Menschen und der Schöpfung.

In der letzten Strophe, die Franziskus erst kurz vor seinem Tod hinzugefügt hat, bittet er darum, den Tod gut zu sterben. Er wehrt sich nicht gegen den Tod. Er nennt ihn seinen Bruder, der ihn über die Schwelle zu Gott führen wird. Der Tod mahnt uns, jetzt gottgemäß zu leben. Dann wird er uns nicht schaden. Franziskus hat sich – wie sein Biograf Thomas von Celano berichtet – den Sonnengesang von einigen Brüdern vorsingen lassen, als er sterbend auf seiner Matte lag. Er war von dem tiefen Glauben durchdrungen: Der Gott, der die Schönheit des Kosmos geschaffen hat, wird für mich im Tod die unbeschreibliche Schönheit der Ewigkeit aufstrahlen lassen.

2. Kapitel:

# Morgendlicher Lobgesang

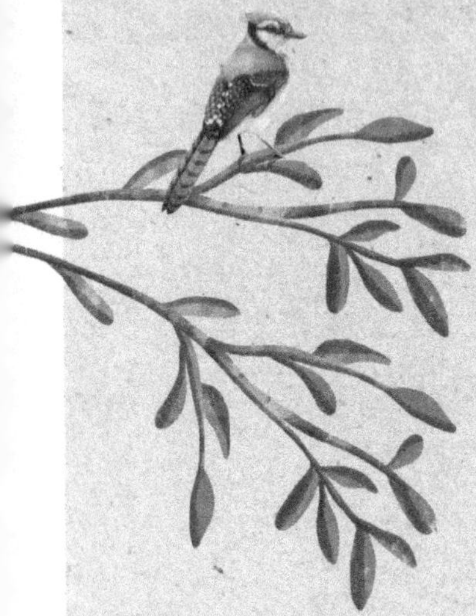

# Aus dem Morgenlied

*Das Licht, so sich verborgen,*
*macht itzt den neuen Morgen,*
*es sinkt die trübe Nacht,*
*die bleichen Sterne weichen,*
*der Monde will verstreichen,*
*und ich bin aufgewacht.*

*Herr, lass mit reinem Herzen*
*mich schauen diese Kerzen,*
*die Erd und Himmel ziert:*
*Lass doch den Schnee der Sünden,*
*für diesem Strahl verschwinden,*
*den du hast aufgeführt.*

*Herr, lenke mein Gesichte*
*hin zu dem rechten Lichte*
*und zu dem rechten Schein;*
*heb du des Geistes Schwingen,*
*die Wolken zu durchdringen,*
*so kann ich Adler sein.*

CHRISTIAN HOFMANN VON
HOFMANNSWALDAU (1616–1679)

Der schlesische Dichter Christian Hofmann von Hofmannswaldau war schon zu seinen Lebzeiten für seine Dichtkunst berühmt. Er steht für den „galanten Stil". Gemeint ist damit eine Hinwendung zur Einfachheit und die Abhebung vom gelehrten Stil der Barockzeit. In seinem Morgenlied sieht er den neuen Morgen, der die Nacht vertreibt, als Bild für das, was in uns am Morgen geschehen soll. Wenn wir aufwachen, sollen wir mit reinem Herzen das Licht anschauen, das Erde und Himmel ziert. Im Symbol der brennenden Kerze verbindet sich Himmel und Erde. Sie ist aus dem Bienenwachs geformt, doch ihre Flammen weisen gegen den Himmel. Das Licht des Himmels kommt in der Kerze zu uns. Und es soll den Schnee der Sünden schmelzen und verschwinden lassen. Jeder Morgen ist die Verheißung, dass wir neu anfangen dürfen, dass Sünde und Schuld, die uns belasten, gleichsam weggewischt werden und wir mit reinem Herzen den Tag beginnen.

Das Bild der Schöpfung, die wir jeden Morgen erleben, wird hier zum Bild des erlösten Daseins: Das Gedicht endet mit der Bitte an Gott, dass er mein Gesicht zum rechten Licht und rechten Schein lenke, dass er unseres Geistes Schwingen wie die eines Adlers zum Himmel aufsteigen lasse. Unser Tag wird nur dann ein gesegneter Tag sein, wenn wir mit unserem Geist die Erde übersteigen und offen sind für den Himmel, für Gott, der im Licht des Himmels in unser Leben hineinscheint, um es zu verwandeln und zu vergöttlichen.

# Erwachen wieder

*Erwachen wieder*
*Und so angstvoll früh*
*Als wärs schon bald zu spät –*
*Wofür zu spät? Frag nicht, wofür zu spät.*
*Zu spät, um ganz die Notenschrift zu lernen,*
*Darin die ersten Amsellieder stehn,*
*Der Lobgesang, der Lockruf aller Liebe,*
*Die Stimme Warnung an die junge Brut:*
*Raub Tod Geschrei Gewalt ist in der Welt.*
*Ich weiß. Du weißt. Wir alle hier –*
*Und dennoch:*
*Den Morgen dieser Erd', und wärs der letzte,*
*Wag ich zu rühmen in der Amsel Lied.*

ALBRECHT GOES (1908–2000)

Der evangelische Pfarrer und Schriftsteller Albrecht Goes hat in diesem kleinen Gedicht das Lob der Amsel gesungen. Es lohnt sich, früh aufzustehen und der Amsel zuzuhören, ihr melodisches, flötenartiges Lied zu verstehen. Manche, für die mein Name „Anselm" etwas fremd ist, nennen mich „Amsel". Vielleicht ist mir die Amsel daher besonders nahe. Aber es gibt noch einen anderen Grund. Der Gesang der Amsel, den man im Wald, in Gärten, Parks und Siedlungen hören kann, ist in der Tat besonders schön und abwechslungsreich, mit Trillern, Zwitschern und Flötentönen. Im Mittelalter meinte man, es sei ein verführerischer Gesang. Albrecht Goes hört im Gesang der Amsel die Bejahung des Lebens und darin auch das Lob Gottes. Er spricht vom Lob des Morgens und davon, dass es sich lohnt, am Morgen aufzustehen. Gegen das laute und aggressive Geschrei von Raub, Tod und Gewalt setzt er das Vogellied. Dabei leugnet er den destruktiven Lärm von Gewalt und Tod nicht. Der ist einfach in der Welt. Aber dagegen und trotz alledem erklingt das Lied der Amsel. Und so wagt Goes es, dieses Lied zu erhorchen und es zu rühmen. Dieses Lied lobt zudem nicht nur den Morgen, sondern auch Gott, der uns jeden Morgen schenkt – und jeden Morgen von Neuem den wunderschönen Gesang der Amsel. Sie singt, weil es ihrem Wesen entspricht. Schon Franz von Assisi hat diesen Gesang der Vögel gepriesen und in ihm das Lob Gottes gehört. Albrecht Goes formuliert es bescheidener: Es lohnt sich, früh aufzustehen, einfach um täglich das Lob des Morgens im Lied der Amsel zu vernehmen. Wenn wir den Morgen loben, loben wir aber zugleich den, der uns täglich den Morgen schenkt als Chance, einen Tag unter seinem Segen zu beginnen. Auch darin ist Glück erfahrbar – trotz allem.

# Wir sind erwacht

*Wir sind erwacht.*
*Der Schlaf ist noch in unseren Augen,*
*aber auf unseren Lippen soll dein Lob sein.*
*Wir loben und preisen, wir beten dich an.*
*Wir, das sind die Erde, das Wasser und der Himmel.*
*Das sind die Gräser und Sträucher und Bäume.*
*Das sind die Vögel und all das andere Getier.*
*Das sind die Menschen hier auf der Erde.*

*Alles, was du erschaffen hast,*
*freut sich an deiner Sonne und an deiner Gnade*
*und wärmt sich daran auf.*
*Der Tau glänzt auf den Gräsern,*
*Der Nebel hängt noch in den Bäumen,*
*und ein milder Wind verheißt einen guten Tag.*

*Dürfen wir uns nicht an allem freuen,*
*was du geschaffen hast?*
*Wir sollen es. Darum sind wir so fröhlich*
*in dieser Morgenstunde, o Gott.*
*Mach, dass die Stunden und Minuten*
*nicht in unseren Händen zerrinnen,*
*sondern dass wir lebendig sind in deiner Zeit.*

AUS AFRIKA

Der unbekannte Dichter beginnt den Morgen mit einem Loblied Gottes. Er sieht auf die Erde und freut sich an allem, was Gott geschaffen hat. Und er weiß, dass er mit seinem Morgengesang nicht allein ist. Die Erde selber singt, das Wasser, die Bäume, die Vögel und der Mensch. Alle sind im Lob Gottes vereint. Und so beginnt der Afrikaner den Morgen mit Freude. Er ist kein „Morgenmuffel", sondern freut sich an der Morgenstunde. Alles wärmt sich an der Sonne, an Gottes Liebe. Und so ist er fröhlich in der Morgenstunde. Doch seine Fröhlichkeit wird auch zu einem Gebet. Der Dichter bittet Gott, dass die Stunden und Minuten seines Lebens nicht in seinen Händen zerrinnen, dass er nicht einfach an Gott und an den Menschen und an der Schönheit der Schöpfung vorbeilebt, sondern dass er lebendig ist in dieser Zeit. Das ist das höchste Lob, das wir Menschen Gott, dem Schöpfer, singen können: dass wir lebendig sind in Gottes Zeit. Das sieht der Kirchenvater Irenäus ähnlich, wenn er sagt: „Gloria dei homo vivens" – „Die Herrlichkeit Gottes – das ist der lebendige Mensch." Man kann es auch so übersetzen: Die Verherrlichung Gottes – das ist der lebendige Mensch. Indem wir lebendig sind in Gottes Zeit, loben wir den Schöpfer. Wenn wir missmutig in den Tag hineinstolpern, gehen wir an Gott vorbei. Wir vergessen, dass alles, was ist, von Gottes Güte stammt. Aber unsere Aufgabe ist es, unsere Augen zu öffnen für die Schönheit Gottes, die uns in der Schöpfung begeg net. Jeden Morgen, jeden Tag.

# Ruf der Erde

*Wir rufen die Erde,*
*die in der Maisähre erscheint.*
*Sie hat während der Nacht geschlafen und geruht.*
*Wir bitten sie, aufzuwachen,*
*sich zu bewegen, sich zu erheben,*
*denn im Osten sieht man die Zeichen*
*der Morgendämmerung,*
*und der Atem des neuen Lebens ist hier.*

*Mutter Erde ist die erste,*
*die gerufen wird, aufzuwachen*
*und den Atem des neuen Tages zu empfangen.*
*Mutter Erde hört den Ruf;*
*sie bewegt sich, sie erwacht, sie erhebt sich;*
*sie fühlt den Atem der neugeborenen Morgendämmerung.*
*Die Blätter und Gräser rühren sich,*
*alle Dinge bewegen sich mit dem Hauch des neuen Tages.*
*Überall wird das Leben neu.*

MORGENLIED DER PAWNEE-INDIANER

Die Pawnee-Indianer, deren ursprüngliches Siedlungsgebiet in der Prärie Nebraskas und am Missouri-Fluss lag, besingen nicht nur das Aufwachen des Menschen am Morgen. Für sie wacht nicht nur der Mensch auf, sondern auch die Natur. Sie erwacht und erhebt sich, sie spürt den Atem der neugeborenen Morgendämmerung. So soll der Mensch in seinem Erwachen am Morgen sich eins fühlen mit dem Erwachen der Erde. Was auf der Erde neu sich regt, was da aufblüht in den Gräsern und Blumen, das soll auch im Menschen aufblühen. Der Mensch schaut am Morgen auf dieses Aufwachen der Erde, auf die Morgendämmerung, die das Bild einer neuen Geburt in unser Leben hineinzeichnet. Wenn die Erde aufwacht, schenkt sie uns frischen Atem. Die Blätter und Gräser rühren sich mit dem Hauch des neuen Tages. So sollen auch wir eintauchen in dieses Aufwachen der Erde. Mit ihr sollen wir die Frische und den Atem des neuen Tages erspüren. Und wir sollen dankbar sein für das neue Leben, das uns heute geschenkt wird, das noch unberührt ist von den Trübungen, die uns manche Erlebnisse während des Tages bereiten. Wir sollen dankbar sein für dieses Frische und Unberührte in uns und sollen Gott bitten, dass wir es nicht nur am Morgen spüren, sondern auch während des Tages durchhalten.

# Die güldne Sonne

*Die güldne Sonne voll Freud und Wonne
bringt unsern Grenzen mit ihrem Glänzen
ein herzerquickendes liebliches Licht.
Mein Haupt und Glieder die lagen darnieder,
aber nun steh ich, bin munter und fröhlich,
schaue den Himmel mit meinem Gesicht.*

*Mein Auge schauet, was Gott gebauet
zu seinen Ehren und uns zu lehren,
wie sein Vermögen sei mächtig und groß,
und wo die Frommen dann sollen hinkommen,
wann sie mit Frieden von hinnen geschieden
aus dieser Erden vergänglichem Schoß.*

*Abend und Morgen sind seine Sorgen
Segnen und Mehren, Unglück verwehren
sind seine Werke und Taten allein.
Wann wir uns legen, so ist er zugegen,
wann wir aufstehen, so lässt er aufgehen
über uns seiner Barmherzigkeit Schein.*

*Alles vergehet, Gott aber stehet
ohn alles Wanken: seine Gedanken,
sein Wort und Willen hat ewigen Grund;
sein Heil und Gnaden, die nehmen nicht Schaden,*

*heilen im Herzen die tödlichen Schmerzen,*
*halten uns zeitlich und ewig gesund.*

PAUL GERHARDT (1607–1676)

Paul Gerhardt, dieser bedeutendste protestantische Kirchenlieddichter, verband Theologie, Frömmigkeit und Dichtkunst. Mit seinen Gedichten spendete er Trost in der tristen Zeit während des Dreißigjährigen Krieges und danach. Seine Lieder sind von einer tiefen Frömmigkeit geprägt. Die Emotionalität, die er in seine Dichtung gelegt hat, berührt auch heute noch die Menschen, über alle konfessionellen Grenzen hinweg. So zeigt auch dieses Morgenlied das große Vertrauen in Gottes Wirken. Zugleich aber hat Paul Gerhardt einen Blick für die Schönheit der Schöpfung. Er besingt die goldene Sonne, die unseren Tag erhellt. Und dann bringt Gerhardt zum Ausdruck, dass wir immer mit Gott sind, dass Gott uns begleitet.

Gott ist immer zugegen, ganz gleich, ob wir uns am Abend zu Bett legen oder am Morgen aufstehen. Die Gegenwart Gottes verwandelt unser Leben. Wir sind nicht alleingelassen. Gott begleitet uns heute. Und Gottes Wirken will unsere Wunden heilen. Es ist ein Gott, der heilt, und ein Gott, der uns mit Freude erfüllen will angesichts des vielen Leids, das die Menschen in der Zeit erleben mussten, in dem Paul Gerhardt seine Gedichte geschaffen hat. Und dieser Gott gibt angesichts der unsicheren Zeit Halt und Geborgenheit,

Zuversicht und Hoffnung. Das sind Haltungen, die wir gerade heute brauchen, da die Zeit wieder etwas von der Unsicherheit der Zeit, in der Paul Gerhardt gelebt hat, widerspiegelt.

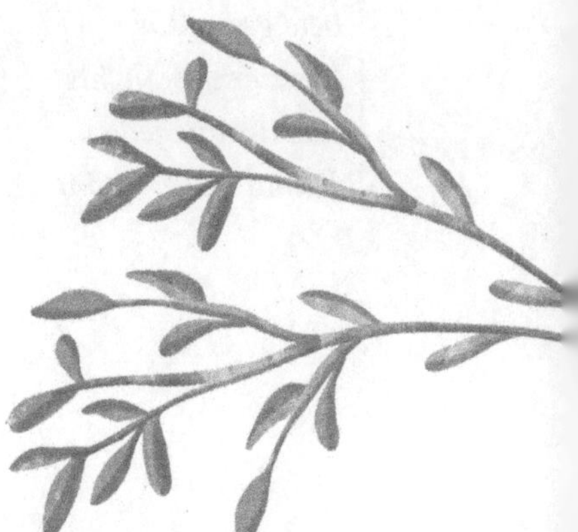

## Rat

*Verabschiede die Nacht*
*mit dem Sonnenhymnus*
*auch bei Nebel*

*hol dir die ersten*
*Informationen aus den*
*Liedern Davids*

*dann höre die*
*Nachrichten und lies*
*die Zeitung*

*beachte die Reihenfolge*
*wenn du die Kraft*
*behalten willst*
*die Verhältnisse zu ändern*

*bete gegen das*
*fünfsternige Nichts*
*das dir aus jedem*
*Kanal entgegentönt*

WILHELM BRUNERS (* 1940)

Der Priesterpoet Wilhelm Bruners hat 18 Jahre in Jerusalem gelebt, davon fünf Jahre bei den Benediktinern in der Dormitio-Abtei. Er wurde wegen seiner Vertrautheit mit dem jüdischen Denken in einen Kreis jüdischer Lyriker aufgenommen: „Lyris", eine Gruppe noch deutsch schreibender jüdischer Dichterinnen und Dichter. Durch sein Leben im Land der Bibel sind Bruners die konkreten spirituellen Bilder der Psalmen tief vertraut. In seinem lyrischen Werk greift er daher immer wieder auf ihre naturbezogene Erfahrungswelt zurück. In diesem sprachlich knapp gehaltenen und doch sehr dichten Gedicht rät er uns, den Morgen mit dem Sonnenhymnus zu beginnen, auch wenn es neblig ist. Dabei sind Nacht, Sonne und Nebel nicht nur kosmische Wirklichkeiten, sondern Symbol für unsere eigene Realität. Es gilt, die Nacht zu verabschieden mit dem Sonnenhymnus. Indem wir Gott für die Sonne loben, die uns wieder neu leuchtet, vertreiben wir auch die Dunkelheit in unserem Herzen. Auch wenn es um uns und in uns neblig ist, auch wenn unsere Stimmung verdüstert wird durch Sorgen und Ängste, sollen wir dennoch mit einem Hymnus auf die Wohltat der Sonne den Tag beginnen. Erst sollen wir die Psalmen beten, dann können wir die Zeitung lesen und uns also der Welt, wie sie gerade ist, zuwenden. Nur dann werden wir unsere Kraft behalten, nur dann werden wir diese Welt verwandeln können, und nur so wird unser Beten zu einer verwandelnden Kraft für diese Welt.

# Und das Licht

*Und das Licht springt*
*in meinen*
*Nachtschattenwald*

*und das Morgenrot*
*brodelt*
*im Trog*
*vor dem Haus*

*Der Trauerbaum tanzt*

*Und die Nacht*
*läuft aus.*

SILJA WALTER (1919–2011)

Silja Walter wurde 1919 in Rickenbach bei Olten in der Schweiz geboren, wuchs in einer Verlegerfamilie auf und studierte Literatur an der Universität Fribourg. 1948 trat sie in das Benediktinerinnenkloster Fahr ein und sie nahm den Ordensnamen Sr. Maria Hedwig an. Im Kloster schrieb sie weiter Gedichte und Prosatexte, bis zu ihrem Tod im Jahr 2011. Im Jahre 1985 meditierte sie die sieben Schöpfungstage und schrieb dazu kurze Gedichte. Zum ersten Schöpfungstag, an dem Gott sprach: „Es werde Licht“, meditiert sie das innere Licht, das in ihr auf einmal aufleuchtet. Für Silja Walter wird alles, was im Schöpfungsbericht der Bibel erzählt wird, zu einem Bild für das, was in uns geschieht. Das Licht, das das Chaos der Welt zum Leuchten bringt, will auch den inneren Nachtschattenwald in uns erhellen. Wenn Licht aufstrahlt, dann wird etwas neu. Das helle Licht am Morgen vertreibt die Nacht. Das innere Licht hellt alles Dunkle in uns auf. Das Licht bringt den Trauerbaum zum Tanzen. Ich bin nicht mehr gefangen in meiner Trauer. Und die Nacht läuft aus. Die Nacht der Sinnlosigkeit und Verzweiflung weicht, weil das Licht Klarheit in mein Leben bringt.

So wird für Silja Walter alles Irdische zum Bild für das, was Gott in unserer Seele wirkt. Die Schöpfung, die die Bibel als ein Werk von sieben Tagen erzählt, geschieht in uns, wenn auch in uns alles neu geformt wird und das Leben über alles Erstarrte siegt und das Licht über die Dunkelheit und wenn der Segen Gottes sich breitet über alles in uns und um uns herum.

# Wenn frühe sich entzündet

*Wenn frühe sich entzündet*
*der silberweiße Tag*
*und klar die Sonn verkündet,*
*was nachts verborgen lag,*

*die Lieb in meinem Herzen*
*ein Flämmlein stecket an,*
*das brennt gleich einer Kerzen,*
*die niemand löschen kann.*

FRIEDRICH SPEE (1591–1635)

Der Jesuit Friedrich Spee hat sich als Professor für Moraltheologie gegen die Hexenverfolgung ausgesprochen. Das hat ihm Widerstand in seinem Orden eingebracht. Doch Friedrich Spee blieb bei seiner Ablehnung der Hexenverfolgung. Er war aber nicht nur ein Kämpfer für die Barmherzigkeit Gottes und für die Gerechtigkeit unter den Menschen. Er war auch Dichter und gilt heute als einer der bedeutendsten deutschen Barockdichter. 52 geistliche Gesänge wurden in der „Trutznachtigall" gesammelt, die erst nach seinem Tod im Jahre 1649 herausgegeben wurde. Sein Anliegen war es, Gott auch in deutscher Sprache zu loben und vor ihm in deutscher Sprache Lieder zu singen.

In dem kurzen Gedicht wird für ihn der Tagesanbruch zum Symbol dafür, dass die Sonne alles offenbart, was nachts verborgen lag. Die Sonne deckt unsere innerste Wahrheit auf. Aber das soll uns keine Angst machen. Im Gegenteil: Das Licht der Sonne steht für die Liebe Gottes. Die Sonne entzündet in mir die Flamme der Liebe. Und diese Flamme der Liebe soll wie eine Kerze brennen, die niemand löschen kann. Das ist eine optimistische Sicht auf den Morgen.

Wir stehen oft voller Unlust auf. Wir möchten am liebsten weiterschlafen. Das Morgengedicht von Friedrich Spee will uns ermutigen, froh aufzustehen. Denn die Sonne will alles Dunkle in uns erhellen und in uns die Flamme der Liebe entzünden, damit wir heute zu einer Kerze werden, die diese Liebe allen Menschen offenbart, die uns begegnen. Durch uns soll in den Menschen das Dunkle hell werden und das, was erkaltet ist in ihrem Herzen, erwärmt werden, damit die Menschen sich spüren und in Berührung kommen mit der Liebe, die auch in ihnen ist.

# Wer in der Sonne ist

*Wer in der Sonne ist, dem mangelt nicht das Licht,*
*das dem, der außer ihr verirret geht, gebricht.*

*Nimm hin der Sonne Licht: Jehova ist die Sonne,*
*die meine Seel erleucht, und macht sie voller Wonne.*

*Ich selbst muss Sonne sein, ich muss mit meinen Strahlen,*
*das farbenlose Meer der ganzen Gottheit malen.*

*Du sprichst, im Firmament sei eine Sonn' allein:*
*Ich aber sage, dass viel tausend Sonnen sein.*

*Rau ist des Monds Gestalt ohn seiner Sonne Licht:*
*rau ohne deine Sonn dein Seelenangesicht.*

*Die Sonn erwärmet alls, ja auch den kältsten Stein;*
*fühlst du die Wirkung nicht, so musst du nicht mehr sein.*

ANGELUS SILESIUS (1624–1675)

Angelus Silesius, ein schlesischer Arzt, der als Dichter und Mystiker der Barockzeit berühmt wurde, hat im „Cherubinischen Wandersmann" (1657) seine mystische Sicht der Welt in zahlreichen Zweizeilern beschrieben. In den hier zitierten Zeilen geht es immer um die Sonne. Das ist ein altes, spirituell aufgeladenes Bild: Die frühe Kirche hat ja den Aufgang der Sonne mit der Auferstehung Jesu verglichen. Der Aufgang der Sonne ist für sie ein Bild für die Auferstehung Jesu. An Weihnachten feiert die Kirche Christus als die unbesiegbare Sonne und gibt damit eine Antwort auf das römische Fest des „Sol invictus", der unbesiegten Sonne. In der Kultur und Religion der Indios ist die Sonne ein Bild für Gott. Auch Angelus Silesius sieht in der Sonne nicht zuerst ein Bild für Christus, sondern für Gott. In der Sonne sein bedeutet: in Gott sein, von Seinem Licht durchdrungen sein. Wenn ich von Gottes Licht durchdrungen bin, dann wird nicht nur mein Leib zum Licht werden. Durch mich werden auch die Menschen in meiner Nähe von Gottes Licht erleuchtet. Gottes Licht ist ein Bild für die Liebe, die alles in uns erhellt.

Angelus Silesius vergleicht die Seele mit dem Mond und führt das poetische Bild aus: Wenn das Licht der Sonne den Mond nicht bescheint, bleibt er dunkel. So geht es der menschlichen Seele. Wenn sie nicht vom Licht der Sonne erhellt wird, wird sie rau und dunkel wie der Mond. Dann erkennt man alles Kantige und Krumme an ihr. Wenn das Licht der göttlichen Sonne die Seele erleuchtet, dann wird das Rauhe glatt und das Dunkle hell, dann erleben wir uns selbst anders.

Die andere Wirkung der Sonne: Sie erwärmt sogar den kalten Stein. Angelus Silesius sagt auch: Wenn wir die Wärme am Stein nicht wahrnehmen, dann existieren wir nicht mehr wirklich. Zur menschlichen Existenz gehört, dass wir alles Kalte in uns vom Licht der göttlichen Sonne erwärmen lassen.

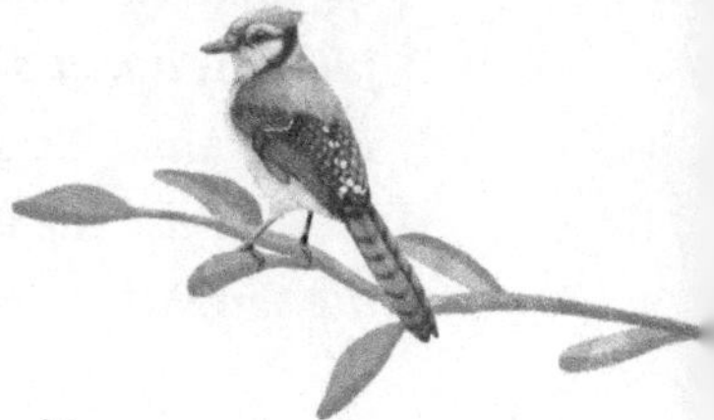

## Morgenglanz der Ewigkeit

*Morgenglanz der Ewigkeit,*
*Licht von unerschaffnen Lichte,*
*schick uns diese Morgenzeit*
*deine Strahlen zu Gesichte*
*und vertreib durch deine Macht*
*unsre Nacht.*

*Deiner Güte Morgentau*
*fall auf unser matt Gewissen;*
*lass die dürre Lebensau*
*lauter süßen Trost genießen*
*und erquick uns, deine Schar*
*immerdar!*

*Gib, dass deiner Liebe Glut*
*unsre kalten Werke töte,*
*und erweck uns Herz und Mut,*
*bei erstandner Morgenröte,*
*dass wir, eh wir gar vergehn,*
*recht aufstehn!*

*Leucht uns selbst in jene Welt,*
*du verklärte Gnadensonne,*
*führ uns durch das Tränenfeld*
*in das Land der süßen Wonne,*
*da die Lust, die uns erhöht,*
*nie vergeht!*

CHRISTIAN KNORR VON ROSENROTH (1636–1689)

Christian Knorr von Rosenroth hat nach dem Dreißigjährigen Krieg eine Verbindung geschaffen zwischen jüdischer und christlicher Mystik. Seine Dichtungen sind vom Geist dieser Mystik geprägt, die das Wirken Gottes gerade in der Natur wahrnimmt. In dem Gedicht „Morgenglanz der Ewigkeit“, das vielfach in die christlichen Gesangbücher Einzug gehalten hat, wird der Morgen mit der aufgehenden Sonne und mit dem Tau, der die Felder benetzt, zum Bild für unser Leben.

Das Licht der Sonne symbolisiert Gottes Liebe, die uns umstrahlt. Wie das Licht der Sonne teilhat am unerschaffenen Licht Gottes, so soll Gottes Liebe uns durch die Strahlen der Sonne berühren und wärmen und erhellen.

Der Morgentau wird zum Bild dafür, dass unser dürr und leer gewordenes Leben, unsere innere Trockenheit durch Gottes Geist befruchtet und erneuert wird. Der Tau versinnbildlicht den Trost, den Gott uns am

Morgen spendet, und die Erquickung, die Gott uns bereitet.

Die Wärme, die der Morgen durch die Sonne in unser Leben bringt, wird schließlich zum Bild für die Liebe Gottes, die uns wärmt, die unsere kalten Werke tötet, damit wir Werke der Liebe vollbringen.

Und die Morgenröte, die jeden Tag aufgeht, ist eine Verheißung jener Morgenröte, die uns aufgeht, wenn wir im Tod für immer auferstehen werden. Das Aufstehen an jedem Morgen ist in diesem Verständnis schon eine Einübung in die Auferstehung, die uns im Tod erwartet.

Das Licht des Morgens leuchtet uns also nicht nur heute, an diesem Tag. Es leuchtet schon hinein in die Ewigkeit. So wird der Morgen, der neue Lebendigkeit in unseren Tag bringt, uns einst für immer aufgehen als ein ewiger Tag, der voller Liebe ist, voller süßer Wonne und voller Lust. Und die Lust, die wir am Morgen erleben, verweist uns auf die ewige Lust, die wir im Himmel haben werden. Das ist der Ausdruck einer Mystik, die in der Natur Gottes heilende Gegenwart erkennt und Gott in allem begegnet, was ihr in der Natur entgegenkommt.

# Nach wenig Stunden

*Wie kannst du nur am Morgen*
*den Glanz der Sonne borgen*
*und leuchten wie sie selber schier?*
*Und dann, nach wenig Stunden,*
*ist alles hingeschwunden*
*und graue Nacht in dir!*

*Vergessen ist das Gute,*
*das köstlich in dir ruhte,*
*ein Grämling, blickst du freudenleer,*
*verdrossen aus dem kleinen,*
*unendlich kleinen Deinen*
*auf alles um dich her.*

*O halte, Herz, die Wonne,*
*der goldnen Morgensonne,*
*die dir so süßen Tag gemacht,*
*hoch über trübem Trachten*
*mit Angst und strengem Achten*
*doch fest bis in die Nacht!*

CHRISTIAN MORGENSTERN (1871–1914)

Christian Morgenstern ist vor allem wegen seiner humoristischen Dichtung bekannt. Doch hat er, der seit seiner Jugend an Tuberkulose litt und manche Schicksalsschläge erfahren hat, durchaus auch ernste Dichtung geschaffen. Sein Morgenlied gehört dazu. Da beklagt er, dass wir so schnell den schönen Morgen vergessen: Am Morgen erhellt uns die Morgensonne. Sie erhellt nicht nur die Landschaft, sondern auch das eigene Herz. Doch so schnell verliert die leuchtende Sonne in uns ihre Kraft. Und schon wird es Nacht in uns. Die Freude entweicht aus unserem Herzen – und wir werden Grämlinge, wir grämen uns um lauter kleine Dinge. Die Sonne hat uns die Weite der Landschaft gezeigt. Doch im Laufe des Tages werden wir immer kleinkarierter. Da regen wir uns über die kleinen Dinge des Alltags um uns herum auf. Also endet das Gedicht mit der Mahnung, die innere Sonne, die uns am Morgen aufgegangen ist, bis in die Nacht zu bewahren. Morgenstern ist sich bewusst, dass das nicht von selbst geht. Die Angst, die Sonne in uns zu verlieren, soll uns anregen, danach zu trachten, dass wir achtsam leben, achten auf die innere Sonne und so die Menschen, denen wir heute begegnen werden, mit unserem inneren Licht, mit unserer Freude oder – wie Morgenstern sagt – mit unserer Süße beschenken.

# Morgengebet

> *Gelobt seist Du,*
> *Herr, unser Gott,*
> *Weltenherrscher*
> *der den Menschen in Weisheit geformt*
> *und ihn mit verschiedenen Öffnungen und*
> *Hohlräumen erschaffen hat.*
> *Offenbar und bekannt*
> *ist es vor Deinem herrlichen Thron,*
> *dass, wenn eine von ihnen offen*
> *oder eine von ihnen verschlossen bliebe,*
> *es dem Menschen nicht möglich wäre,*
> *vor Dir zu bestehen*
> *und vor Dich hinzutreten.*
> *Gelobt seist Du, Herr,*
> *der alles Fleisch heilt*
> *und wunderbar wirkt.*

JÜDISCHES MORGENGEBET

Zur jüdischen Frömmigkeit gehört es, Gott zu loben – als den Schöpfer der Welt, aber auch als den Schöpfer des Menschen. In diesem Morgengebet erscheint ein eigenartiges Bild des Menschen: Gott hat den Menschen mit Öffnungen und Hohlräumen erschaffen. Und nur so kann der Mensch bestehen. Wenn etwa die Öffnung des Mundes oder der Nase geschlossen bleibt, dann ist der Mensch unfähig, Nahrung in sich aufzunehmen und zu sprechen. Ein Mensch, der sich nicht mehr an den Speisen erfreuen kann, die Gott ihm darbietet, erstirbt innerlich. Und wer verstummt und damit jedes Gespräch abbricht, der vereinsamt nicht nur: Er stirbt in seinem Menschsein. Auch die Öffnung der Nase gehört wesentlich zum Menschen. Wenn sie verschlossen ist, dann werden wir unfähig, zu riechen. Und der Geruch ist für die jüdische Spiritualität ein wichtiger Sinn, um Gott zu erfahren und zu spüren. Gott strömt Wohlgeruch aus. Wer ohne Stimme ist und ohne Geruchssinn, der vermag nicht vor Gott hinzutreten und ihn zu loben.

Doch das Morgengebet endet nicht in einer Bitte, dass Gott uns vor der Schließung unserer Sinne und vor der Öffnung der Hohlräume bewahrt. Vielmehr wird Gott gepriesen. Er sorgt immer für den Menschen, der in seiner Leiblichkeit sein Geschöpf ist. Er heilt das Fleisch des Menschen, das so hinfällig ist wie ein Schaf, das zum Schlachten bestimmt ist. Gott selbst ist es, der das Wunder des Menschseins bewirkt, dass der Mensch in seiner Ohnmacht und in seiner Hinfälligkeit dennoch vor Gott bestehen und sein Leben meistern kann.

3. Kapitel:

# Elementare Freude

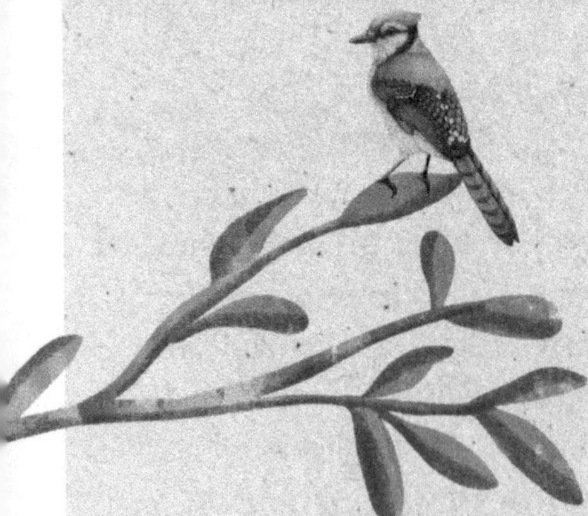

# Wunder aller Wunder

*Luft, die alles füllet,*
*drin wir immer schweben,*
*aller Dinge Grund und Leben.*
*Meer ohn Grund und Ende,*
*Wunder aller Wunder.*
*Ich senk mich in dich hinunter,*
*ich in dir, du in mir,*
*lass mich ganz verschwinden,*
*dich nur sehn und finden.*

GERHARD TERSTEEGEN (1697–1769)

Gerhard Tersteegen gilt als einer der wenigen protestantischen Mystiker. Er hat die Werke der katholischen Mystikerin Teresa von Ávila übersetzt und selbst als Laienprediger viele Gedichte und Kirchenlieder verfasst, die heute noch gerne gesungen werden. Eines der bekanntesten, das auch im katholischen Gotteslob steht, ist: Gott ist gegenwärtig.

In diesem kurzen Gedicht kommt die Mystik Tersteegens zum Ausdruck. Es sind zwei Bilder aus der Natur, die für ihn zum Symbol Gottes werden, der alles in uns durchdringt. Da ist einmal das Bild der Luft. So wie die Luft uns immer und überall umgibt und wie wir die Luft einatmen, sodass sie uns belebt, so ist auch Gott. Wir leben immer und überall in Gottes

Gegenwart. Und Gottes heilende Liebe hüllt uns ein und durchdringt uns wie der Atem.

Das andere Bild ist das Bild des Meeres. Das Meer ist ohne Grund. Es ist abgrundtief. Wir können seine Tiefe nicht erforschen. So ist Gott. Wir sollen uns in Gott hineinsenken wie in das Meer. Das Meer wird so zum Bild dafür, nach innen zu gehen und in den Grund der Seele einzutauchen, von dem der deutsche Mystiker Johannes Tauler spricht. Im Seelengrund, da wohnt Gott, da sind wir ganz wir selbst. Aber so wie der Meeresgrund sich unseren Augen verbirgt, so vermögen wir auch unseren Seelengrund nicht wirklich zu erkennen. Wir können ihn nur erahnen. Der Weg zu Gott führt in die Tiefe unserer Seele. Dort auf dem Grund unserer Seele finden wir Ruhe und Frieden. Oben sind die Wellen des Meeres immer in Bewegung, so wie unsere Gedanken immer in Bewegung sind. Doch je tiefer wir in uns eintauchen, desto ruhiger wird es, bis wir in Gott auf dem Grund unserer Seele unsere wahre Ruhe und einen tiefen inneren Frieden finden.

# Ansteckend fröhlich

*Herr, ich freue mich, weil du die Lilien des Feldes*
*und die Spatzen auf dem Dach liebst.*
*Ich freue mich, weil du keinen Unterschied machst*
*zwischen Weißen und Schwarzen.*

*Ich freue mich, weil die Wolken und die Flüsse so unbekümmert und fröhlich sind.*
*Ich freue mich, weil ich jeden Tag – fast jeden Tag! – etwas zu essen habe.*
*Ich freue mich, weil ich lesen und schreiben kann.*

*Ich freue mich, weil meine schwarzen Brüder und Schwestern so gerne lachen.*
*Ich freue mich, weil auch die Heiligen frohe Menschen waren.*
*Ich freue mich, weil deine Religion so froh macht.*

AUS OSTAFRIKA

Das Gedicht aus Ostafrika ist voller Freude. Jede Zeile beginnt mit den Worten „Ich freue mich …". Der Autor freut sich über die Natur, die er vor Augen hat. Und er freut sich besonders, dass Gott die Tiere und die Pflanzen liebt, die Lilien ebenso wie die Spatzen. Er sieht in allem das Wirken des Schöpfers und spürt seine Liebe zu allen Menschen. Gerade heute, da wir erneut mit Rassismus zu kämpfen haben, atmet das Gedicht Freude darüber, dass Gott keinen Unterschied macht zwischen den Menschen, auch nicht zwischen Weißen und Schwarzen. Und der Autor gründet darauf seine Hoffnung, dass dann auch die Menschen keinen Unterschied machen. Er entdeckt die Freude aber nicht nur im eigenen Herzen, sondern in der Natur selber: Die Wolken ziehen fröhlich dahin, die Flüsse sind in ihrem unbekümmerten Fließen voller Freude.

Zuletzt schaut der Autor auf die Menschen, auf die schwarzen Brüder und Schwestern, die so gerne lachen, auf die Heiligen, die frohe Menschen waren, und auf die Religion, auf den christlichen Glauben, der ihn mit Freude erfüllt. Wir Deutschen können von der Fröhlichkeit und Leichtigkeit dieses afrikanischen Autors lernen. Wir neigen ja dazu, alles zu problematisieren. Wir fixieren unseren Blick darauf, dass so viele Menschen hungern müssen. Das hat natürlich seine Berechtigung. Doch der Autor freut sich darüber, dass er selber fast jeden Tag zu essen hat. Er sieht nicht auf die Tage, da er nichts zu essen hat. Er schaut nicht auf den Mangel, sondern auf das, was da ist. Und so kann er sich über die einfache Tatsache freuen, dass er lesen und schreiben kann. Dieses Gedicht der Schöpfungsfreude will uns lehren, mit dankbaren und fröhlichen Augen auf unser Leben und auf die Welt zu schauen. Wenn wir das tun, werden wir auch in den Menschen, in der Natur und in unserem Glauben überall die Freude entdecken, die uns das Leben leichter macht.

## Weisheit und Freude

*Alles durchdringst du:*
*die Höhen, die Tiefen*
*und jeglichen Abgrund.*

*Du baust und bindest alles.*
*Durch dich träufeln die Wolken,*
*in dir regt ihre Schwingen die Luft.*

*Durch dich birgt Wasser das harte Gestein,*
*rinnen die Bächlein*
*und quillt aus der Erde das frische Grün.*

*Du auch führst den Geist,*
*der deine Wahrheit trinkt, ins Weite.*
*Du wehst Weisheit in ihn*
*und mit der Weisheit die Freude.*

HILDEGARD VON BINGEN (1098–1179)

Dieses Schöpfungslob stammt aus der Sequenz zum Heiligen Geist (Hildegard, Liederband Nr. 19): „Feuer du und Tröster Geist, Leben des Lebens aller Geschöpfe!" Hildegard sieht hier die Schöpfung ganz und gar vom Geist des Schöpfers durchdrungen. Und sie sieht überall Christus als den Erlöser nicht nur der Menschen, sondern auch der Natur am Werk. Diese heilige Visionärin sieht den Dingen auf den Grund. Sie selbst beschreibt ihr Schauen so: „Ich sehe diese Dinge nicht mit den äußeren Augen und höre sie nicht mit den äußeren Ohren, ich sehe sie vielmehr einzig und allein in meinem Innern, aber mit offenen leiblichen Augen, sodass ich niemals die Bewusstlosigkeit der Ekstase erleide, sondern wachend schaue ich dies bei Tag wie bei Nacht."

Dieses innere Schauen wird auch in dem Gedicht sichtbar: Gott durchdringt alles, die ganze Natur ist von ihm beseelt. In allem sieht Hildegard ein Symbol für Gottes Handeln an uns. Das Wasser, mit dem Gott das harte Gestein durchdringt, ist Bild dafür, dass Gott auch in uns das Hartgewordene durch seine Gnade locker werden lässt. Und das Wasser lässt aus der Erde das frische Grün aufblühen. So erinnert uns das Grün in der Natur an die Kraft, die auch in uns ist und uns mit Lebendigkeit erfüllt. Die Grünkraft lässt auch unser Leben Frucht bringen.

In der letzten Strophe spricht Hildegard von dem Geist, den Gott ins Weite führt und mit Weisheit tränkt. So führt uns auch der Blick in die Landschaft, die vom Geist Gottes erfüllt ist, in die Weite. Sie lässt unser Herz weit werden. Das Bild des weiten Herzens übernimmt Hildegard aus der Regel Benedikts, der damit das Ziel des geistlichen Weges beschreibt. Das weite Herz ist voller Weisheit. Es sieht nicht nur den Menschen und den Dingen auf den Grund. Es ist auch voller Freude. Die Freude ist auch für Hildegard das Kennzeichen des spirituellen Menschen. Nicht der strenge Asket, sondern der Mensch, der voller Freude die Fülle der Natur wahrnimmt und sie auch in sich aufblühen lässt, ist für diese große Heilige und Kirchenlehrerin das Ziel unseres spirituellen Weges.

# Geh aus, mein Herz, und suche Freud

*Geh aus, mein Herz, und suche Freud*
*in dieser lieben Sommerzeit*
*an deines Gottes Gaben;*
*schau an der schönen Gärten Zier*
*und siehe, wie sie mir und dir*
*sich ausgeschmücket haben,*
*sich ausgeschmücket haben.*

*Die Bäume stehen voller Laub,*
*das Erdreich decket seinen Staub*
*mit einem grünen Kleide;*
*Narzissus und die Tulipan,*
*die ziehen sich viel schöner an*
*als Salomonis Seide,*
*als Salomonis Seide.*

*Die Lerche schwingt sich in die Luft,*
*das Täublein fliegt aus seiner Kluft*
*und macht sich in die Wälder;*
*die hochbegabte Nachtigall*
*ergötzt und füllt mit ihrem Schall*
*Berg, Hügel, Tal und Felder,*
*Berg, Hügel, Tal und Felder.*

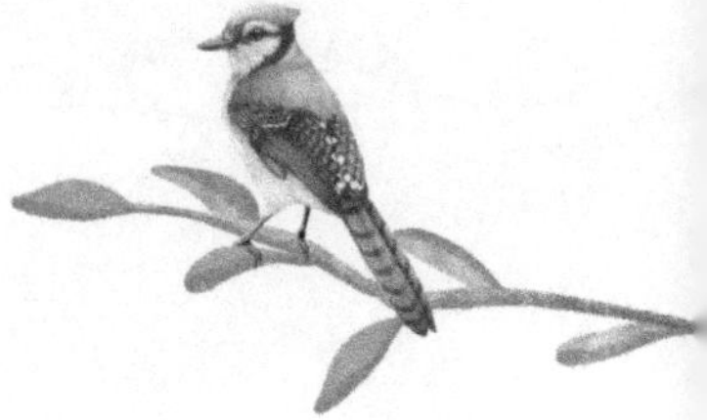

*Die Glucke führt ihr Völklein aus,*
*der Storch baut und bewohnt sein Haus,*
*das Schwälblein speist die Jungen,*
*der schnelle Hirsch, das leichte Reh*
*ist froh und kommt aus seiner Höh*
*ins tiefe Gras gesprungen,*
*ins tiefe Gras gesprungen.*

*Die Bächlein rauschen in dem Sand*
*und malen sich an ihrem Rand*
*mit schattenreichen Myrten;*
*die Wiesen liegen hart dabei*
*und klingen ganz vom Lustgeschrei*
*der Schaf und ihrer Hirten,*
*der Schaf und ihrer Hirten.*

*Die unverdrossne Bienenschar*
*fliegt hin und her, sucht hier und da*
*ihr edle Honigspeise;*
*des süßen Weinstocks starker Saft*
*bringt täglich neue Stärk und Kraft*
*in seinem schwachen Reise,*
*in seinem schwachen Reise.*

*Der Weizen wächset mit Gewalt;*
*darüber jauchzet jung und alt*
*und rühmt die große Güte*
*des, der so überfließend labt*
*und mit so manchem Gut begabt*
*das menschliche Gemüte,*
*das menschliche Gemüte.*

*Ich selber kann und mag nicht ruhn,*
*des großen Gottes großes Tun*
*erweckt mir alle Sinnen;*
*ich singe mit, wenn alles singt,*
*und lasse, was dem Höchsten klingt,*
*aus meinem Herzen rinnen,*
*aus meinem Herzen rinnen.*

*Ach, denk ich, bist du hier so schön*
*und lässt du's uns so lieblich gehn*
*auf dieser armen Erden:*
*was will doch wohl nach dieser Welt*
*dort in dem reichen Himmelszelt*
*und güldnen Schlosse werden,*
*und güldnen Schlosse werden!*

*Welch hohe Lust, welch heller Schein*
*wird wohl in Christi Garten sein!*
*Wie muss es da wohl klingen,*
*da so viel tausend Seraphim*
*mit unverdrossnem Mund und Stimm*
*ihr Halleluja singen,*
*ihr Halleluja singen.*

*O wär ich da! O stünd ich schon,*
*ach süßer Gott, vor deinem Thron*
*und trüge meine Palmen:*
*so wollt ich nach der Engel Weis*
*erhöhen deines Namens Preis*
*mit tausend schönen Psalmen,*
*mit tausend schönen Psalmen.*

*Doch gleichwohl will ich, weil ich noch*
*hier trage dieses Leibes Joch,*
*auch nicht gar stille schweigen;*
*mein Herze soll sich fort und fort*
*an diesem und an allem Ort*
*zu deinem Lobe neigen,*
*zu deinem Lobe neigen.*

*Hilf mir und segne meinen Geist*
*mit Segen, der vom Himmel fleußt,*
*dass ich dir stetig blühe;*
*gib, dass der Sommer deiner Gnad*
*in meiner Seele früh und spat*
*viel Glaubensfrüchte ziehe,*
*viel Glaubensfrüchte ziehe.*

*Mach in mir deinem Geiste Raum,*
*dass ich dir werd ein guter Baum,*
*und lass mich Wurzel treiben.*
*Verleihe, dass zu deinem Ruhm*
*ich deines Gartens schöne Blum*
*und Pflanze möge bleiben,*
*und Pflanze möge bleiben.*

*Erwähle mich zum Paradeis*
*und lass mich bis zur letzten Reis*
*an Leib und Seele grünen,*
*so will ich dir und deiner Ehr*
*allein und sonsten keinem mehr*
*hier und dort ewig dienen,*
*hier und dort ewig dienen.*

PAUL GERHARDT (1607–1676)

„Geh aus, mein Herz, und suche Freud" ist ein geistliches Sommerlied von Paul Gerhardt. Erstmals veröffentlicht wurde das Gedicht 1653 in der fünften Auflage von Johann Crügers Gesangbuch „Praxis pietatis melica". Es hat seither eine große Resonanz in der Erinnerung vieler. In manchen Liederbüchern findet es sich in einer verkürzten Strophenauswahl. Hier sind bewusst alle Strophen wiedergegeben. Alte Menschen erzählen mir, dass sie dieses Lied in allen Strophen auswendig können und dass es ihr Lieblingslied in der Kindheit war. Der Grund dafür: Es ist so voller Fröhlichkeit, die durch die Melodie noch verstärkt wird. In den ersten sieben Strophen schaut Paul Gerhardt auf die Natur in der „lieben Sommerzeit" und beschreibt sie voller Freude: die Bäume, die Narzisse und die Tulpe, die Lerche, die sich in die Luft schwingt, und die „hochbegabte Nachtigall", die uns mit ihrem Schall ergötzt. Dann beschreibt er den schnellen Hirsch und das leichte Reh, die Schafe mit ihrem Lustgeschrei und die „unverdrossne Bienenschar". Er betrachtet voller Dankbarkeit den Weizen, den Gott dem Menschen schenkt. Er öffnet sich mit allen Sinnen der Schönheit der Schöpfung. Alles, was er so wunderbar beschreibt, ist für ihn Gottes Geschenk an den Menschen. Daher ist die fröhliche Beschreibung der Pflanzen und Tiere immer schon Lob Gottes, der das alles so wunderbar gemacht hat.

Ab der 8. Strophe wendet sich Paul Gerhardt von der Erde dem Himmel, von den irdischen Dingen Gott selber zu. Dabei wird der Blick auf Gott von den Bildern geprägt, die der Dichter in seiner Betrachtung der Natur gewonnen hat. Die Schönheit der „armen Erde" wird zur Verheißung der anderen Welt, des „reichen Himmelszelts". Und er schließt von der Schönheit der Blumen auf die Schönheit, die uns im Garten Christi erwartet. Das Lied der Vögel wird dann einmünden in den Gesang der Engel.

Ab der 13. Strophe bittet der Dichter darum, dass der Sommer sich nicht nur im Blühen der Wiesen zeigen, sondern dass er selbst aufblühen und viele Glaubensfrüchte tragen möge. Der Baum wird ihm zum Bild dafür, dass er selbst ein guter Baum werden möge. Und die Blume wird zur Verheißung, dass er selbst eine schöne Blume im Garten Christi werden wird. In der letzten Strophe bittet Paul Gerhardt schließlich, dass Gott ihn zum Paradies erwählen möge. Bis zur letzten Reise möge Gott ihn „an Leib und Seele grünen" lassen. Hier bezieht sich Paul Gerhard auf die Mystikern Hildegard von Bingen, die von der „Grünkraft" spricht. Damit meint sie nicht nur die Grünkraft der Wiesen, der Bäume und Blumen, sondern die Grünkraft, die letztlich Liebe ist, die letztlich der Heilige Geist in uns hervorlockt. So ist dieses Lied nicht nur ein Lied über die schöne Natur, sondern auch und vor allem ein mystisches Lied. Es entspricht der Naturmystik, die in der Natur Gott selber erkennt und im Betrachten der Schönheit der Schöpfung mit dem Schöpfer selber eins wird.

# Wasserpsalm

*wasser am himmel und auf der erde, die fahrenden*
*wolken, die bäche im land,*

*wasser der tränen, wasser im mund*

*das gesundheitswasser und die wassersucht in*
*den zellen,*

*wasser in die wüste und wasser im eismeer*

*der regen über den wiesen und die sturmfluten*
*an der küste,*

*wasser auf dem mars, im haushalt der sterne*

*wasser in den bäumen, wasser, das zum abwasser*
*werden kann,*

*wasser im laboratorium und in der küche*

*du schüttest es hin über uns, wenn du uns segnest,*
*gott des lebens*

*mit dem heiligsten namen, den du gefunden hast,*
*jesus.*

GOTTFRIED BACHL (1932–2020)

Der Theologieprofessor Gottfried Bachl hat sich immer gegen eine allzu runde und glatte Theologie gewehrt. Er hat dagegen eine poetische Sprache gestellt, die eine abgeschlossene Systematik verhindert. Seine eigene Theologie war poetisch, konkret und anschaulich. Ihm war die Sprache wichtig, in der er die Erfahrung Gottes und seiner Schöpfung zu beschreiben versuchte. Die Psalmen, die er als Priester im Stundengebet betete, regten ihn an, aktuelle Psalmen zu schreiben: über die Erde, das Feuer, das Wasser und die Luft. Der Psalm über das Wasser berührt uns angesichts der noch nicht lange zurückliegenden Flutkatastrophe im Westen Deutschlands, in der wir die zerstörende Macht des Wassers schmerzlich erfahren mussten. Doch das Wasser ist zugleich der lebensnotwendigste Stoff, ein Stoff, ohne den wir nicht leben können.

Und es ist das Thema der Zukunft. Ganze Gegenden trocknen heute schon aus. Der Klimawandel zeigt sich im lebensbedrohenden Mangel an Wasser und dann wieder in einem Übermaß an Wasser, das für uns zur tödlichen Gefahr wird. Wasser ist heilsam, wie es Pfarrer Kneipp so eindrücklich praktiziert hat. Wasser kann aber auch verschmutzt und zum Abwasser werden, das uns krank macht – oder zur Sturmflut, die alles zerstört. So lädt dieser Psalm uns ein, die verschiedenen Wirkungen und auch die symbolischen Aspekte des Wassers zu meditieren. Die Israeliten haben den Regen immer als einen Segen erfahren, den Gott ihnen schenkt, damit das Land fruchtbar wird. Jesus hat das Wasser als Bild für den Heiligen Geist gesehen, der in uns strömt, der uns erfrischt und nährt, aus dem wir immer schöpfen können, ohne je erschöpft zu werden. In der Taufe werden wir mit Wasser getauft, das uns von allen Trübungen reinigt, die das reine und klare, das unverfälschte und ursprüngliche Bild Gottes in uns verdunkeln. Die Ambivalenz des Wassers lädt uns also ein, die Ambivalenz des eigenen Lebens vor und mit Gott zu bedenken.

# Windpsalm

*siehst du so aus, nichtaussehender,*
*wie der wind vom see her am abend?*

*atmest du in den blättern der erle,*
*die in meinen augen tanzen?*

*hältst du die rede zu den gräsern*
*und ich sehe dich reden?*

*zeigst du dich mir in der brise*
*und ich höre dich gehen?*

*überall, wo die luft am werk ist,*
*spüre ich den windgeist.*

*meine nasenflügel zittern,*
*ich atme dein leben.*

*im sturzflug die krähen*
*kennen den wind,*

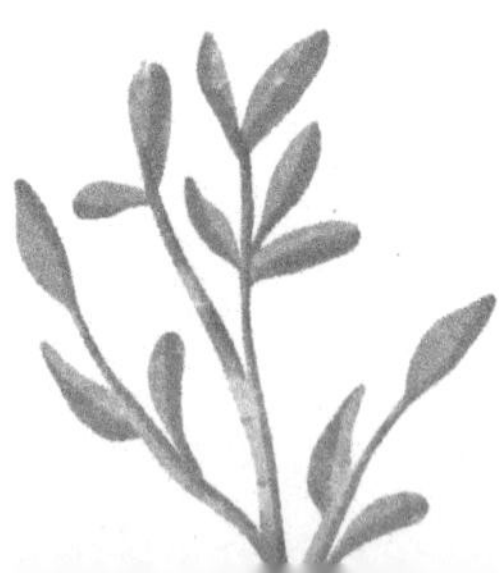

*die leibliche kunst des vertrauens*
*ist ihnen geschenkt.*

*keine angst über so viel höhe,*
*keine angst vor den böen,*

*sie wiegen sich im atem*
*im sausenden windrad.*

GOTTFRIED BACHL (1932–2020)

Der Dogmatiker Gottfried Bachl drückt auch in diesem Schöpfungspsalm über den Wind seine Erfahrung nicht als systematischer Theologe aus, sondern reflektiert sie poetisch: Der Wind wird für ihn zum Bild für Gott. Schon dem alttestamentlichen Propheten Elija war Gott im Säuseln des Windes begegnet. Und die Bibel spricht auch vom Heiligen Geist als Windhauch. Wie der Wind ist Gott unsichtbar. Aber sein Wirken können wir wahrnehmen. Wir können ihn in den Gräsern sehen, die sich im Winde hin und her wiegen. Wir sehen ihn in der Brise, oder besser: Wir hören ihn in der Brise gleichsam vor uns gehen. Wir spüren ihn im Atem. Da ist er uns ganz nahe, ja er ist in uns selber, er erneuert uns immer wieder im Atem. Der Gott, der sich uns im Wind zeigt, lehrt uns die Kunst des Vertrauens. Er lässt die Krähen nach oben steigen und im Sturzflug nach unten sausen. Sie lassen sich vom Wind treiben. So sollen wir vertrauen, dass wir durch alle Stürze und Brüche unseres Lebens hindurch von Gott dahin getrieben werden, dass wir immer mehr in seinen guten Händen landen und von ihnen umfasst zu werden. Die Schöpfung mit allem, was uns umgibt, kann uns – so gesehen – zum Bild Gottes werden und zum Bild der Beziehung Gottes zu uns und zum Symbol unserer Beziehung zu Gott.

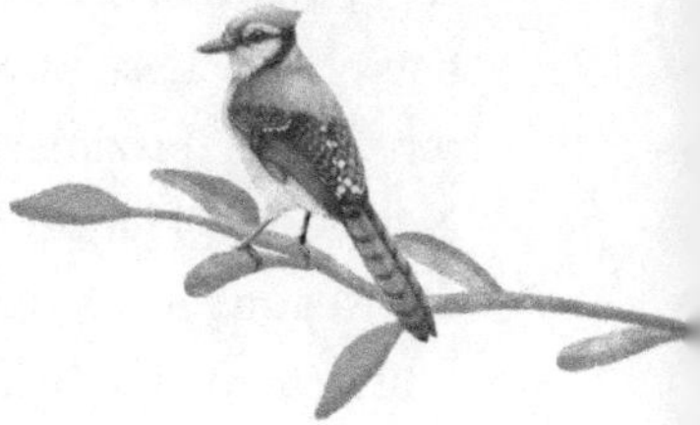

## Das Licht

*Es hat mich begleitet,*
*beinahe jeden Tag.*
*Es zeigte mir das Meer und die Tiere,*
*den Schnee auf den Bergen*
*und im Waldschatten den Farn.*
*Ich habe mich für das Licht*
*nicht bedankt.*
*Es wies auf die Gegenstände*
*und lehrte mich sprechen.*
*Es lehrte mich lesen und schreiben*
*nach der Natur.*
*Ich habe mich für das Licht*
*nicht bedankt.*
*Einmal zog es sich zurück,*
*und ich konnte im Spiegel*
*meine Augen nicht finden.*
*Aber dann kehrte es wieder,*
*und ich habe mich*
*flüsternd bedankt.*

RAINER MALKOWSKI (1939–2003)

Als Rainer Malkowski 1975 mit seinem ersten Gedichtband als Lyriker an die Öffentlichkeit trat, hat er die Leser und Leserinnen mit seinem lakonischen Ton fasziniert. In seinen Gedichten spielt die Natur eine Hauptrolle. Er beobachtet die Natur und die Regungen dessen, der die Natur beobachtet.

In seinem Gedicht über das Licht zeigt Malkowski die Wirkungen des Lichts. Das Licht begleitet uns und zeigt uns alles, was wir sehen: die Berge, den Schnee und die Tiere. Und das Licht lehrt uns lesen und schreiben. Ohne Licht können wir nicht lesen. Und im Dunkeln vermögen wir auch nicht zu schreiben. Doch wir nehmen das Licht und seine Wirkung als selbstverständlich. Wir bedanken uns nicht für die Wohltat des Lichtes, das uns ständig die Schönheiten dieser Welt vor Augen führt. Erst als das Licht sich zurückzog und der Dichter seine eigenen Augen nicht mehr im Spiegel erkennen konnte, erkannte er, wie sehr er sich eigentlich immer für das Licht hätte bedanken sollen. So will uns das Gedicht aus der Gedankenlosigkeit herausreißen und uns die Augen öffnen für die täglichen Geschenke, die uns das Licht übergibt, ohne dass wir ihm dafür danken. Der Dichter will uns einladen, für das Selbstverständliche unseres Lebens zu danken, für alles, was unsere Augen sehen, und für das Licht, das die Bedingung dafür ist, dass wir die Schönheiten der Welt anschauen können.

4. Kapitel:

# Durch das ganze Jahr

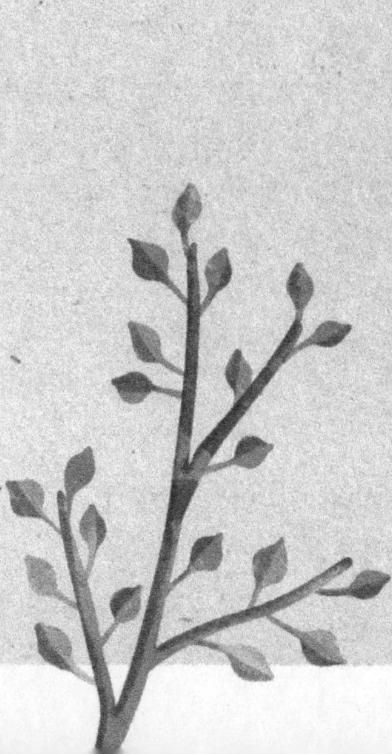

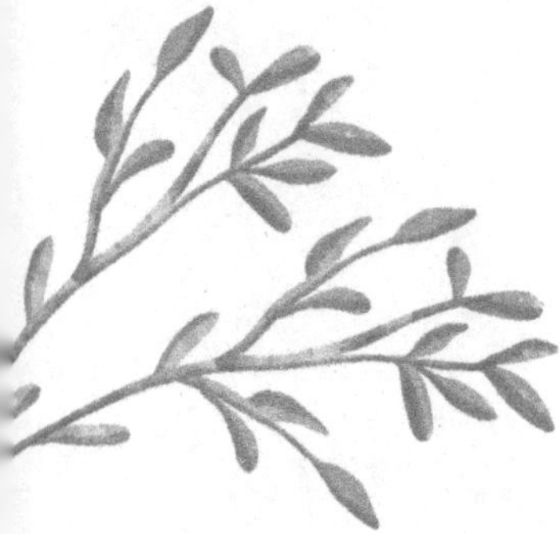

# Frühlingsglaube

*Die linden Lüfte sind erwacht,*
*Sie säuseln und weben Tag und Nacht,*
*Sie schaffen an allen Enden.*
*O frischer Duft, o neuer Klang!*
*Nun, armes Herze, sei nicht bang!*
*Nun muss sich alles, alles wenden.*

*Die Welt wird schöner mit jedem Tag,*
*Man weiß nicht, was noch werden mag,*
*Das Blühen will nicht enden.*
*Es blüht das fernste, tiefste Tal:*
*Nun, armes Herz, vergiss die Qual!*
*Nun muss sich alles, alles wenden.*

LUDWIG UHLAND (1787–1862)

Ludwig Uhland war nicht nur ein beliebter Volksdichter, sondern auch ein Politiker, der sich etwas im württembergischen Landtag für die Demokratie einsetzte. Sein Gedicht „Frühlingsglaube" ist eines seiner bekanntesten Gedichte. Franz Schubert hat dieses Gedicht eindrucksvoll vertont.

Der Frühling erzeugt einen neuen Duft und einen neuen Klang, der das Herz erfreut. Der Frühling will daher das Herz vor aller Bangigkeit befreien und ihm die Gewissheit vermitteln, dass sich alles, alles zum Guten wendet. Der Frühling ist also ein Bild für die Wende im Leben, für die Verwandlung des Menschen.

Die zweite Strophe beschreibt das Blühen, das die Welt überall schöner werden lässt, selbst in entlegenen Tälern. Die Schönheit, die uns der Frühling vor Augen führt, soll unser Herz alle Qualen vergessen lassen, die uns vielleicht im Winter gequält haben: die Kälte, den Frost, den Mangel an Licht, den Mangel an frischer und gesunder Nahrung. Und noch einmal verkündet der Dichter seine Gewissheit, dass der Frühling in uns alles wendet, alles zum Besseren wandelt. Wir sollten der Verwandlung trauen, die uns der Frühling beschert.

# Wunder genug

*Ich glaube, dass ein Grashalm nicht geringer ist als ein Tageslauf der Gestirne,*
*Und die Ameise ist ebenso vollkommen, ein Sandkorn und des Zaunkönigs Ei,*
*Und die Baumkröte ist ein Meisterstück vor dem Auge des Allerhöchsten.*
*Und die Brombeerranken könnten die Hallen des Himmels schmücken.*
*Und das schmalste Gelenkband meiner Hand verspottet jede Maschinerie.*
*Und die mit gesenktem Haupt kauende Kuh übertrifft jedes Bildwerk.*
*Und eine Maus ist Wunders genug, um Sextillionen von Ungläubigen wanken zu machen.*

WALT WHITMAN (1819–1892)

Walt Whitman gilt als einer der einflussreichsten amerikanischen Lyriker des 19. Jahrhunderts. Er gilt auch als Dichter des Bürgerkriegs: Ein Krieg, in dem sein Bruder schwer verwundet wurde. Die letzten neun Jahre seines Lebens war Whitman aufgrund eines Schlaganfalls arbeitsunfähig und lebte in sehr bescheidenen Verhältnissen. Seine Dichtung zeichnet sich durch die nüchterne Beschreibung des Alltäglichen aus. Das wird auch in diesen Zeilen sichtbar, in denen er die einfachen Dinge – einen Grashalm, eine Ameise, ein Sandkorn, eine Baumkröte – beschreibt und sie als Wunder der Natur bezeichnet und als Meisterwerke Gottes. Er vergleicht die einfachen Dinge in der Natur mit jeder noch so komplizierten Maschine: Die wiederkäuende Kuh übertrifft für ihn jedes menschliche Bildwerk. Und auch die Maus ist ein Wunder. Wenn man die kleine Maus ohne Vorurteile mit offenen Augen betrachtet, wird man das Wunder entdecken, auch im noch so Kleinen. Und wer sich auf die Wunder der Natur einlässt, bei dem wankt der Unglaube, er ahnt, dass all die Wunderwerke der Schöpfung von einem Schöpfer gebildet sind, der einfallsreicher ist als alle menschlichen Künstler und Techniker.

## Preislied des Lebens

*O edelstes Grün,*
*das wurzelt in der Sonne*
*und leuchtet in klarer Heiterkeit,*
*im Rund eines kreisenden Rades,*
*das die Herrlichkeit des Irdischen nicht fasst:*
*umarmt von der Herzkraft himmlischer Geheimnisse*
*rötest du wie das Morgenlicht*
*und flammst wie der Sonne Glut.*
*Du Grün*
*bist umschlossen von Liebe.*

HILDEGARD VON BINGEN (1098–1179)

Hildegard von Bingen besingt in diesem Gedicht die „Grünkraft", die viriditas. Die Grünkraft wirkt nicht nur in der Natur, sondern durchdringt auch den Menschen. Sie hält ihn lebendig. Sie spricht vom „edelsten Grün", das in der Sonne wurzelt. Es ist also ein leuchtendes Grün, das Anteil hat an der Leuchtkraft der Sonne. Das Grün strahlt Heiterkeit aus, Fröhlichkeit und Hoffnung. Grün ist nicht nur die Farbe der Hoffnung, sondern auch ein Bild für die Lebenskraft. Gott selbst hat diese Grünkraft in die Natur hineingelegt. Er hat sie auch uns Menschen geschenkt. In uns Menschen drückt sich diese Grünkraft aus als der dauernde Impuls: Ich will leben. Ich will nicht vertrocknen. Ich will aufblühen. Das Leben soll in mir strömen. Es soll Frucht bringen. Mein Leben ist nicht leer und kalt, sondern voller Kraft. Es blüht auf und bringt Frucht – nicht nur für mich selbst, sondern auch für die Menschen.

In diesen Zeilen verbindet Hildegard von Bingen das Grün mit der Liebe. Das Grün ist umschlossen von Liebe. Wenn wir von der Grünkraft durchdrungen sind, dann blüht in uns die Liebe auf. Die Liebe ist die lebendige Kraft, die aus Gott heraus in uns einströmt. Wenn wir diese Worte der hl. Hildegard auf uns wirken lassen, spüren wir, dass wir eingebettet sind in einen großen göttlichen Lebensstrom, in den Strom der göttlichen Liebe. Wenn wir uns müde und ausgebrannt fühlen, dann sollten wir nach innen horchen und darauf vertrauen, dass auf dem Grund unserer Seele diese Grünkraft in uns weiterwirkt, die Lebenskraft der unendlichen Liebe Gottes.

## Ein Stundengebet

*Schöner blüht heute der Phlox und süßer*
*duften im Baum die Jakobiäpfel.*
*Ringsum begegnet mir alles freundlich.*

*Wer hat vom Glück auf Erden, das nie*
*für alle gleichzeitig ausreicht,*
*mir diese Stunde geliehn?*
*Und wem wird sie fällig werden?*

*Lass mich sie dankbar entbehren,*
*wenn wieder ein andrer sie braucht.*

CHRISTINE BUSTA (1915–1987)

Die österreichische Lyrikerin Christine Busta hatte ein schwieriges Leben. Sie musste sich als uneheliches Kind ihren Stand im Leben erkämpfen, musste zahlreiche Berufe ausüben. 1950 erschien ihr erster Gedichtband: Jahr um Jahr. Sie gestaltet ihre Gedichte aus dem christlichen Glauben und tiefer Schöpfungsverbundenheit heraus. Ein Kritiker sagt von ihr: „Sie ist ergriffen von der Sakralität, die dem Dasein als solchem schon innewohnt." Sie bekennt von sich selbst, dass sie nicht nur eine Christin sein will, sondern sich auch als fromme Heidin versteht: mit Gespür für die Anwesenheit Gottes in der Natur. Dieses Gespür für das Heilige in der Natur wird in diesem Gedicht spürbar. Sie nimmt die schönen Blüten des Phlox wahr und den süßen Duft der Jakobiäpfel. Sie hat das Gefühl, die Natur begegne ihr freundlich. Sie fühlt sich glücklich, aber sie möchte dieses Glück nicht für sich allein besitzen. Sie möchte es mit anderen teilen. So schließt sie ihr Gedicht damit, dass sie dankbar auf das Glück verzichten möchte, das sie gerade in der Natur spürt, damit einem anderem dieses Glück zuteilwird.

Der Himmel im Kastanienbaum, so ist eine Sammlung später Gedichte in der programmatischen Verbindung von Natur und Transzendenz überschrieben. Von der Haltung der Dichterin könnten wir heute lernen, die Schönheit der Natur nicht für uns allein zu besitzen. Wenn wir die Natur betrachten, uns an den Blüten und dem Duft erfreuen, der uns in der Natur entgegenströmt, dann sollten wir uns immer an alle Menschen erinnern lassen. Wir wollen in einer solchen Haltung die Natur schonen, uns an ihr freuen, damit sich auch andere daran freuen können. Wir teilen die Natur – aber auch die Freude an der Natur – mit anderen. Auch indem wir unsere Erfahrungen wie Christine Busta sprachlich zum Ausdruck bringen, haben andere an dieser Erfahrung teil. Wir treten zurück, damit andere Freude an der Natur empfinden können.

# Die Eichbäume

*Aus den Gärten komm ich zu euch, ihr Söhne des Berges!*
*Aus den Gärten, da lebt die Natur geduldig und häuslich,*
*Pflegend sind wieder gepflegt mit dem fleißigen Menschen zusammen.*
*Aber ihr, ihr Herrlichen! steht wie ein Volk von Titanen*
*In der zahmeren Welt und gehört nur euch und dem Himmel,*
*Der euch nährt' und erzog, und der Erde, die euch geboren.*
*Keiner von euch ist noch in die Schule der Menschen gegangen,*
*Und ihr drängt euch fröhlich und frei, aus der kräftigen Wurzel,*
*Untereinander herauf und ergreift, wie der Adler die Beute,*
*Mit gewaltigem Arme den Raum, und gegen die Wolken*
*In euch heiter und groß die sonnige Krone gerichtet.*
*Eine Welt ist jeder von euch, wie die Sterne des Himmels*
*Lebt ihr, jeder ein Gott, in freiem Bunde zusammen.*
*Könnt ich die Knechtschaft nur erdulden, ich neidete nimmer*

*Diesen Wald und schmiegte mich gern ans gesellige Leben*
*Fesselte nur nicht mehr ans gesellige Leben das Herz mich,*
*Das von Liebe nicht lässt, wie gern würd ich unter euch wohnen!*

FRIEDRICH HÖLDERLIN (1770–1843)

Friedrich Hölderlins Dichtung gilt als Höhepunkt deutscher Lyrik. In seinem Gedicht über die Eichen bewundert er ihr Alter. Sie bevölkern die Erde, lange bevor der Mensch auf der Erde erschient. Er bewundert ihre Kraft und nennt die Eichen ein Volk von Titanen, das nur sich selbst und der Erde gehört. Ihre Kronen greifen wie die Adler in den Himmel aus. Sie bilden eine eigene Welt, doch sie sind in innerer Verbindung miteinander. Auf der einen Seite würde Hölderlin gerne unter ihnen wohnen, teilhaben an ihrer Schönheit, an ihrer Freiheit, an ihrer Offenheit für den Himmel. Doch sein Herz ist ans gesellige Leben gefesselt. Er sehnt sich nach Liebe. Und diese Sehnsucht können die Eichen nicht erfüllen. So erinnern die Eichen den Dichter an die Weite und Freiheit und Schönheit des Lebens. Zugleich konfrontieren sie ihn mit seiner eigenen Bedürftigkeit nach Liebe. Diese Bedürftigkeit hindert ihn daran, sich unter ihnen niederzulassen.

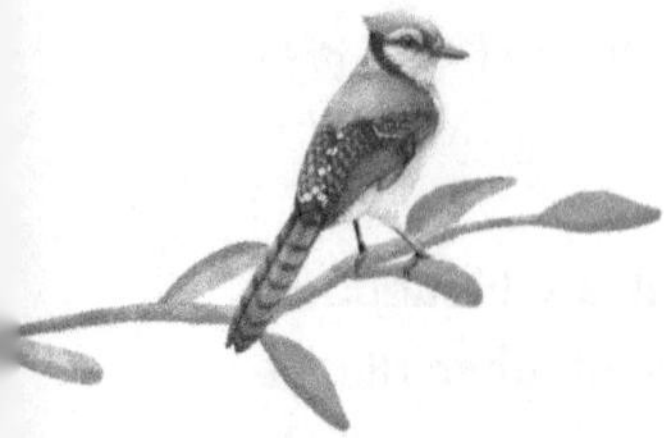

## Schon viel

*Den Kirschbaum untersucht.*
*Den weißen Holunder am Weg:*
*fünf Stengel, fünf Blütenblätter,*
*fünf Staubgefäße.*
*Schöne Genauigkeit, Schwester –*
*ich lege den Arm um dich.*
*Einmal am Tag*
*wirklich sehen.*
*Im Ungefähren*
*ist das schon viel.*

RAINER MALKOWSKI (1939–2003)

Der Dichter Rainer Malkowski spricht hier in einer sehr einfachen und abgekürzten Sprache über die Beziehung zwischen dem Kirschbaum und dem Holunder am Weg. Er zählt die fünf Stengel und fünf Blütenblätter und die fünf Staubgefäße des Holunders auf. Es scheint nur eine äußere Beschreibung zu sein: „Schöne Genauigkeit" nennt der Dichter diese Schilderung des Holunders.

Doch dann erscheinen mitten in der nüchternen Beschreibung emotionale Worte, wie: Schwester. Um sie herum legt der Kirschbaum seine Arme, er umarmt den Holunderstrauch mit einer geschwisterlichen Zuwendung. Und dann schließt Malkowski sein Gedicht mit der Aufforderung, wirklich zu *sehen*. Er sieht die äußeren Dinge. Aber wirkliches Schauen sieht tiefer. Es schaut das Wirkliche im Ungefähren.

Wenn uns das manchmal gelingt, dann ist das „schon viel". Malkowski befreit uns von dem Druck, alles immer genau betrachten zu müssen und achtsam gegenüber den Sträuchern der Natur zu sein. Wenn es uns einmal am Tag gelingt, die Natur so zu betrachten, dass wir das Eigentliche, das Wirkliche, das im Äußeren aufscheint, sehen, dann genügt es schon. Dann führt das auch dazu, eine andere Beziehung zur Natur aufzubauen.

## Der Sommer war sehr groß

*Herr: es ist Zeit. Der Sommer war sehr groß.*
*Leg deinen Schatten auf die Sonnenuhren,*
*und auf den Fluren lass die Winde los.*

*Befiehl den letzten Früchten voll zu sein;*
*gib ihnen noch zwei südlichere Tage,*
*dränge sie zur Vollendung hin und jage*
*die letzte Süße in den schweren Wein.*

*Wer jetzt kein Haus hat, baut sich keines mehr.*
*Wer jetzt allein ist, wird es lange bleiben,*
*wird wachen, lesen, lange Briefe schreiben*
*und wird in den Alleen hin und her*
*unruhig wandern, wenn die Blätter treiben.*

RAINER MARIA RILKE (1875–1926)

Rainer Maria Rilke sieht in diesem Gedicht den „Herbsttag“ als ein Bild für den Menschen, der sich selbst finden, aber sich auch selber verfehlen kann. In der ersten Strophe wird der Übergang vom Sommer zum Herbst beschrieben. Der Sommer ist ein Bild für Höhepunkte im menschlichen Leben. Auch wenn die Höhepunkte noch so hoch waren, jetzt im Herbst entstehen Winde, die all das Große in Frage stellen. Und der Herbst erinnert uns daran, dass die Zeit vergeht.

In der zweiten Strophe betet der Dichter darum, dass Gott die Früchte vollendet, vor allem die Frucht des Weines, indem er die letzte Süße hineinströmen lässt, damit wir die Zeit, die uns zum Leben verbleibt, genießen können und sie als eine süße und angenehme Zeit erleben. Die dritte Strophe hat einen ganz anderen Charakter. Da geht es nicht mehr um die Natur, sondern um den Menschen, um seine Heimatlosigkeit und Einsamkeit.

Wer es im Sommer nicht geschafft hat, sich ein Haus zu bauen, in dem er sich zu Hause fühlt, der wird den ganzen Herbst und Winter einsam bleiben. Der Herbst steht für das Alter des Menschen. Wer es in seinem Leben während seiner guten Jahre nicht geschafft hat, sich eine Heimat zu schaffen, der wird im Alter einsam sein. Er wird die Folgen seiner Versäumnisse ausleiden müssen.

Daher ist das Gedicht eine Mahnung, bewusst zu leben und auch während des Sommers schon an den Herbst zu denken, vorzusorgen für sein Alter, nicht indem man Geld ansammelt, sondern indem man sich eine innere Heimat baut, aus der einen niemand mehr herausreißen kann.

## Gedanken im Herbst wenn es trübe

*Bleiche Blätter, bunte Büsche,*
*Gelbe Stauden, rötlichs Rohr,*
*Euer flüsterndes Gezische*
*Kommt mir wie ein Sterblied vor.*
*Aber da ihr, wenn ihr sterbet,*
*(Wie in einer hellern Glut*
*Ein verlöschend Fünkchen tut)*
*Euch am allerschönsten färbet;*
*Wird durch euer buntes Kleid*
*Nicht nur Aug und Herz erfreut,*
*Und zu Gottes Ruhm geführet,*
*Sondern auf besondre Weise,*
*Durch so holden Schmuck gerühret,*
*Wünscht mein Herz, nicht minder schön*
*Zu des Allerhöchsten Preise,*
*Wenn ich sterbe, zu vergehn.*

BARTHOLD HEINRICH BROCKES (1680–1747)

Barthold Heinrich Brockes hat als Vertreter der frühen deutschen Aufklärung naturlyrische Gedichte verfasst. Die Natur wird in ihrer Schönheit zum Mittler zwischen Gott und den Menschen. Indem Brockes die Natur betrachtet, erkennt er Gott als den Schöpfer all dieser Wunder, die er in der Natur wahrnimmt. Und für ihn singt die Natur selbst mit ihrem bunten Kleid, gerade auch mit den bunten Blättern des Herbstes, Gottes Ruhm. Und die Blätter, die sich bunt auf die Erde fallen lassen, werden zum Bild für unser menschliches Leben. Der Dichter wünscht sich, ähnlich schön zu werden wie die bunten Blätter und sich zum Preise Gottes im Sterben in Gott hinein fallen zu lassen. Die Natur zeigt uns, dass die Blätter, gerade kurz bevor sie fallen, am schönsten sind und die buntesten Farben in die Welt senden. Das ist ein Bild für den Menschen. Bevor er stirbt, sollte er so reif sein wie die Blätter, die sich vom Stamm des Baumes lösen, und so schön und durchscheinend für das Göttliche, wie es ihm die bunten Herbstblätter zeigen.

# Herbst

*Rings ein Verstummen, ein Entfärben:*
*Wie sanft den Wald die Lüfte streicheln,*
*Sein welkes Laub ihm abzuschmeicheln;*
*Ich liebe dieses milde Sterben.*

*Von hinnen geht die stille Reise,*
*Die Zeit der Liebe ist verklungen,*
*Die Vögel haben ausgesungen,*
*Und dürre Blätter sinken leise.*

*Die Vögel zogen nach dem Süden,*
*Aus dem Verfall des Laubes tauchen*
*Die Nester, die nicht Schutz mehr brauchen,*
*Die Blätter fallen stets, die müden.*

*In dieses Waldes leisem Rauschen*
*Ist mir, als hör ich Kunde wehen,*
*Dass alles Sterben und Vergehen*
*Nur heimlich still vergnügtes Tauschen.*

NIKOLAUS LENAU (1802–1850)

Nikolaus Lenau litt sein Leben lang unter starker Melancholie. Er selbst versteht sich als einen, der zu lebenslanger Melancholie verurteilt ist. Er sagt von sich selbst: „Ich bin Melancholiker; der Kompass meiner Seele zittert immer wieder zurück nach dem Schmerze des Lebens. Vielleicht kann mir alle Religion und Liebe nicht weiter helfen, als diesen Schmerz zu verklären." Dass das Jahr dem Ende zugeht, spiegelt die seelische Stimmung Lenaus. Aber zugleich sagt er: „Ich liebe dieses milde Sterben." Die Melancholie ist also nicht destruktiv. Sie ist geprägt von Liebe. Viele unserer Volkslieder haben einen melancholischen Zug. Und doch singen sie von Liebe, von Hoffnung, von der Sehnsucht nach gelingendem Leben. Diese Sehnsucht spüre ich auch in diesem Naturgedicht von Nikolaus Lenau. Seine Verse atmen Zärtlichkeit. Die Lüfte streicheln sanft den Wald. Wenn das herbstliche Laub von den Bäumen fällt, ist es für ihn ein „Abschmeicheln". Es klingt Wehmut an in diesen Versen. „Die Zeit der Liebe ist verklungen, die Vögel haben ausgesungen." Die Melancholie wird spürbar in den müden Blättern, die fallen. Aber mitten in dieser Melancholie klingt doch ein leiser Ton der Hoffnung auf. Der Dichter spürt in der Natur, „dass alles Sterben und Vergehen / nur heimlich still vergnügtes Tauschen" ist. Das, was der Dichter im Vergehen wahrnimmt an Trauer und Traurigkeit, das ist nicht das Letzte. In diesem Vers wird spürbar, was Lenau meint, wenn er schreibt, dass die Religion und die Liebe, mit der wir die Welt anschauen, die Aufgabe haben, den Schmerz zu verklären. So atmet dieses schwermütige Gedicht gerade im Blick auf die Schöpfung doch auch Hoffnung. Es ist die Hoffnung, dass alles Herbstliche, alles Absterben, alles Loslassen doch „nur heimlich still vergnügtes Tauschen“ ist, ein Tauschen in eine Liebe, die nie vergeht, ein Tauschen in ewiges Leben, das nicht mehr von Traurigkeit geprägt, sondern „stilles Vergnügen“ ist.

## Spiegelungen

*Wer wird ihn malen diesen bunten Herbst*
*Dessen Farben unsere Augen spiegeln*
*Wer wird die blauen Tage zählen*
*Die uns staunen lassen mit ihrem Licht*
*Wer wird die Vögel verabschieden*
*Die lange wegbleiben ehe sie wiederkommen*
*Wer wird die Musik zu ihrem Abschied spielen*
*Die uns dankbar und traurig macht*
*Wer wird mit uns den Dom betreten*
*Dessen Glocken noch zum Gottesdienst rufen*
*Wer wird mit uns den Kosmos segnen*
*Dessen Allwandel uns in Atem hält.*

*Wer wird uns vor dem Winter schützen*
*Dessen Eis nach unseren Herzen greift.*

WILHELM BRUNERS (GEB. 1940)

Wilhelm Bruners sieht den Herbst mit all den Erfahrungen, die wir mit ihm machen, als Spiegel für unser Leben. Die Grundstimmung des Abschieds vom Sommer ist Melancholie. Wir schauen jetzt nicht nur auf den bunten Herbst und die blauen Tage, die uns mit ihrem Licht staunen lassen. Wir schauen auf unser eigenes Leben, auf die Buntheit und das geheimnisvolle Licht Gottes, das wir manchmal erfahren durften. Es tut uns weh, dass wir das, was uns im Tiefsten bewegt, nicht mit andern teilen können. Zumindest klingt in dem Gedicht die Angst mit, dass wir niemanden finden, mit dem wir über die Vögel sprechen können, die mit ihrem Gesang unser Leben erfreut haben. Und wir sind uns nicht sicher, ob jemand für uns die Musik zum Abschied spielt, die uns zugleich dankbar und traurig macht, dankbar für das Leben, das wir leben durften, traurig, dass wir jetzt Abschied nehmen müssen.

Und dann fragt Bruners, wer mit uns den Dom betreten wird, in dieser Zeit, in der immer weniger die Kirche besuchen. Doch – so schreibt er – die Glocken rufen weiterhin zum Gottesdienst. So klingt die Hoffnung mit, dass es doch immer wieder Menschen gibt, die sich vom Klang der Glocken in den Dom führen lassen, damit sie darin Gottes heilende Gegenwart erfahren. Aber wir erfahren im Dom nicht nur Gottes Gegenwart. Wir beten auch für den Kosmos, der durch den Klimawandel in Gefahr ist, uns keine Heimat mehr zu bieten.

Die letzte Strophe fragt nach Menschen, die uns vor dem Winter schützen, dessen Eis nach unseren Herzen greift. Es ist nicht nur die winterliche Zeit in der Kirche, nicht nur die winterliche Zeit einer kälter werdenden Gesellschaft. Es ist auch die Angst, dass unser Herz kalt werden könnte, dass wir diese Welt nicht mit einem liebenden Herzen verlassen, sondern mit einem erstarrten und kalt gewordenen.

So werden alle Erfahrungen, die wir mit dem Herbst

und Winter machen, zu einem Bild für unser Leben. Sie laden uns ein, bewusst noch einmal die Schönheit des Lebens und auch die Schönheit des Alters wahrzunehmen, damit wir dann mit einem liebenden Herzen von dieser Welt scheiden können.

# Schneepsalm

*Heute nenne ich Dich Schnee,*
*Du unerschöpflicher Schöpfer*
*vergänglicher Sternkristalle,*
*der die nackten Äcker bekleidet,*
*den Wanderer weglos macht*
*und die ärmlichsten Hütten*
*füllt mit Geborgenheit und Einkehr.*

*Schwebender Du, der den Bäumen Last wird,*
*der die tapferen Krähen auswirft*
*in die Stille und die Tiere*
*aus den Wäldern den Menschen nahbringt,*
*der die Hilflosen hilfloser macht*
*und die Hilfsbereiten bereiter.*

*Lautloser, der das Vertraute entfremdet,*
*wird uns Deine Fülle begraben,*
*werden Flüche das Lob ersticken?*
*Morgen vielleicht schon wird uns Dein Weiß*
*blenden und Du beginnst zu tauen.*
*Herrlicher! Dann nenn ich Dich Sonne.*

CHRISTINE BUSTA (1915–1987)

Die Dichterin Busta sieht Gott in diesem Psalm unter dem Bild des Schnees. Gott wirkt wie der Schnee. Er bedeckt die Äcker mit einem weißen Kleid. Er schafft Stille in der Natur. Und er erfüllt die armen Hütten mit Geborgenheit und Heimat. Gott ist wie der Schnee, der die Tiere den Menschen näher bringt, weil sie allein in der zugedeckten Natur keine Nahrung mehr finden. Er stürzt die einen in noch größere Hilflosigkeit, der sie sich zu stellen haben. Doch die Hilfsbereiten macht er noch bereiter zum Helfen. Gott bewegt die Menschen wie der Schnee, einander beizustehen.

Dann wird Gott als Lautloser benannt, der in uns alles zum Schweigen bringt. Gott lässt sich gerade in der Stille einer mit Schnee bedeckten Landschaft erfahren. Er führt uns in eine andere, fremde Welt hinein, in die Welt der Stille, in der er uns als der unbegreifliche Gott aufgeht. Doch die Frage ist, ob wir Gott wie eine Schneedecke erfahren, die auch alles Negative zudeckt, das dann aber wieder zum Vorschein kommen kann, wenn der Schnee taut. Und es kann sein, dass die Weiße des Schnees uns zu viel wird. Wenn die Sonne den Schnee zum Tauen bringt, dann nennt die Dichterin Gott nicht mehr mit dem Namen des Schnees, sondern mit dem Namen der Sonne. Dann erfahren wir Gott im Bild der Sonne, die das Kalte wärmt, die Decke auftaut, die sich über uns gelegt hat, und das Leben in uns wieder zum Blühen bringt.

5. Kapitel:

# Wenn der Tag und das Leben sich neigt

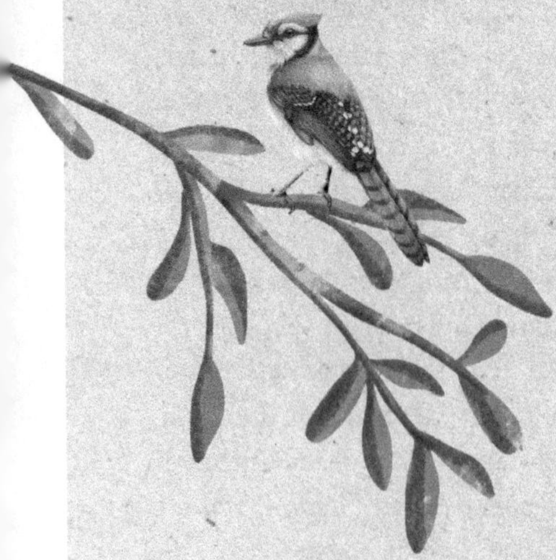

# Die Heimat

*Froh kehrt der Schiffer heim an den stillen Strom*
*Von Inseln fernher, wenn er geerntet hat;*
*So käm auch ich zur Heimat, hätt ich*
*Güter so viele, wie Leid, geerntet.*

*Ihr teuern Ufer, die mich erzogen einst,*
*Stillt ihr der Liebe Leiden, versprecht ihr mir,*
*Ihr Wälder meiner Jugend, wenn ich*
*Komme, die Ruhe noch einmal wieder?*

*Am kühlen Bache, wo ich der Wellen Spiel,*
*Am Strome, wo ich gleiten die Schiffe sah,*
*Dort bin ich bald; euch traute Berge,*
*Die mich behüteten einst, der Heimat*

*Verehrte sichre Grenzen, der Mutter Haus*
*Und liebender Geschwister Umarmungen*
*Begrüß ich bald und ihr umschließt mich,*
*dass, wie in Banden, das Herz mir heile*

*Ihr treugebliebenen! aber ich weiß, ich weiß,*
*Der Liebe Leid, dies heilet so bald mir nicht,*
*Dies singt kein Wiegensang, den tröstend*
*Sterbliche singen, mir aus dem Busen.*

*Denn sie, die uns das himmlische Feuer leihn,*
*Die Götter schenken heiliges Leid uns auch,*
*Drum bleibe dies. Ein Sohn der Erde*
*Schein ich; zu lieben gemacht, zu leiden.*

FRIEDRICH HÖLDERLIN (1770–1843)

Die Natur ist für Friedrich Hölderlin ein Spiegel für das empfindsame und störbare Gemüt. Die Betrachtung der Hügel und Wälder und des Neckars erinnert ihn an das Gefühl von Geborgenheit und Liebe, das er in seiner Kindheit in der Familie, aber auch bei seinen Wanderungen in den Wäldern gespürt hat. Die Natur deckt ihm all die Erfahrungen auf, die er als Kind gemacht hat, aber auch die, die er auf seiner Wanderschaft in fremden Ländern machen konnte. Und da waren immer wieder Erfahrungen von enttäuschter Liebe. Auch die Bäume erinnern ihn daran. Die Natur wurde für Hölderlin zum Zufluchtsort, ähnlich wie die Dichtung. Hölderlin trennt also nicht das Menschliche und das Kosmische. Vielmehr ist die Schöpfung voll von menschlichen Erfahrungen und Erinnerungen. In der Natur erinnere ich mich an alte Verletzungen. Aber zugleich ist die Natur ein Ort der Zuflucht und der Geborgenheit.

Von seiner Mutter fühlte sich der junge Hölderlin nicht verstanden. Sie schickte ihn ins Tübinger Stift, weil er den Beruf des Pfarrers ergreifen sollte. Von der

Natur dagegen fühlt sich Hölderlin verstanden. So ist die Natur genauso wie die Dichtung der Ort, an dem Hölderlin seine Gefühle ausdrücken kann. Diese Gefühle sind von einer starken Sehnsucht nach Heimat, nach Geborgenheit und nach Verstandenwerden geprägt. In der Natur fühlt er sich geborgen, angenommen. Da darf er sein mit all seinen Gefühlen. Und so versteht er sich als Sohn der Erde, „zu lieben gemacht, zu leiden". Beides gehört zum Wesen des Menschen. Er sehnt sich nach einer Liebe, in der er ganz er selbst sein darf. Und zugleich leidet er an der unerfüllten Sehnsucht, an der unerfüllten Liebe. Die Begegnung mit der Natur gibt seinen Empfindungen Resonanz und weitet so die Welt seiner innersten Erfahrungen.

# Abendlied

*Nun ruhen alle Wälder,*
*Vieh, Menschen, Städt und Felder,*
*Es schläft die ganze Welt:*
*Ihr aber, meine Sinnen,*
*Auf, auf! Ihr sollt beginnen,*
*Was eurem Schöpfer wohlgefällt.*

*Wo bist du, Sonne, blieben?*
*Die Nacht hat dich vertrieben,*
*Die Nacht, des Tages Feind:*
*Fahr hin, ein andre Sonne,*
*Mein Jesus, meine Wonne,*
*Gar hell in meinem Herzen scheint.*

*Der Tag ist nun vergangen,*
*Die güldnen Sternlein prangen*
*Am blauen Himmelssaal:*
*So, so wird ich auch stehen,*
*Wenn mich wird heißen gehen*
*Mein Gott aus diesem Jammertal.*

*Der Leib, der eilt zur Ruhe,*
*Legt ab das Kleid und Schuhe,*
*Das Bild der Sterblichkeit:*
*Die zieh ich aus, dagegen*
*Wird Christus mir anlegen*
*Den Rock der Ehr und Herrlichkeit.*

*Das Haupt, die Füß und Hände*
*Sind froh, dass nun zum Ende*
*Die Arbeit kommen sei:*
*Herz, freu dich, du sollst werden*
*Vom Elend dieser Erden*
*Und von der Sünden Arbeit frei.*

*Nun geht, ihr matten Glieder,*
*Geht, geht und legt euch nieder,*
*Der Betten ihr begehrt:*
*Es kommen Stund und Zeiten,*
*Da man euch wird bereiten*
*Zur Ruh ein Bettlein in der Erd.*

*Mein Augen stehn verdrossen,*
*Im Nu sind sie geschlossen.*
*Wo bleibt dann Leib und Seel?*
*Nimm sie zu deinen Gnaden,*
*Sei gut für allen Schaden,*
*Du Aug und Wächter Israel!*

*Breit aus die Flügel beide,*
*O Jesu, meine Freude,*
*Und nimm dein Küchlein ein!*
*Will Satan mich verschlingen,*
*So lass die Englein singen:*
*„Dies Kind soll unverletzet sein!"*

*Auch euch, ihr meine Lieben,*
*Soll heute nicht betrüben*
*Kein Unfall noch Gefahr!*
*Gott lass euch ruhig schlafen,*
*Stell euch die güldnen Waffen*
*Ums Bett und seiner Engel Schar!*

PAUL GERHARDT (1607–1676)

Das Abendlied von Paul Gerhardt wird gerne nicht nur in der evangelischen Kirche gesungen. Es sind Bilder, die der christlichen Tradition vertraut sind: Die Sonne, die untergeht, soll der inneren Sonne, Christus, weichen. Das wird in vielen altkirchlichen Hymnen ähnlich gesehen. Doch Paul Gerhardt bringt noch andere Bilder, die wir sonst kaum in der christlichen Tradition sehen. Das Ausziehen der Kleider wird für ihn zum Symbol dafür, dass wir die Kleider der Sterblichkeit ablegen sollen, um das Kleid der Unsterblichkeit, das Kleid Jesu Christi, anzuziehen. In der Taufe – so sagt Paulus – haben wir Christus wie ein Gewand angezogen. Das Bett, in dem wir uns zur Ruhe begeben, wird zum Bild für die Ruhe, die Gott uns in der Ewigkeit bereiten wird. Und die Nachtruhe, die uns erwartet, wird zum Bild dafür, dass wir nicht nur die Arbeit loslassen dürfen, sondern auch das Elend dieser Welt, den Kampf mit unseren Fehlern und Schwächen.

Dass die Engel ihre Flügel über uns ausbreiten, ist

ein beliebtes Bild der Künstler. Doch hier ist es Jesus selbst, der seine Flügel über uns breiten soll, um uns zu schützen vor allen inneren und äußeren Feinden. Jesus schenkt uns die Geborgenheit, die wir sonst von der Mutter erwarten. Das entspricht der Sichtweise, Jesus als unsere Mutter zu sehen, die Anselm von Canterbury in einem seiner Gebete zum Ausdruck gebracht hat. Aber dann schließt Paul Gerhardt doch mit dem Bild der Engel, die um mein Bett stehen sollen. Sie sollen mich beschützen vor allen Feinden. Sie sollen mir aber auch Geborgenheit und Ruhe schenken, und sie lassen die Nachtruhe als etwas Heiliges erscheinen. Im Schlaf tauchen wir ein in Gottes Welt, die im Traum in unsere irdische Welt einbricht. Die Mönche sprechen vom „silentium nocturnum", vom nächtlichen Schweigen, damit Gott uns durch sein inneres Wort berühren und verwandeln kann.

# Abendlied

*Der Mond ist aufgegangen,*
*Die goldnen Sternlein prangen*
*Am Himmel hell und klar;*
*Der Wald steht schwarz und schweiget,*
*Und aus den Wiesen steiget*
*Der weiße Nebel wunderbar.*

*Wie ist die Welt so stille*
*Und in der Dämmrung Hülle*
*So traulich und so hold!*
*Als eine stille Kammer,*
*Wo ihr des Tages Jammer*
*Verschlafen und vergessen sollt.*

*Seht ihr den Mond dort stehen?*
*Er ist nur halb zu sehen*
*Und ist doch rund und schön!*
*So sind wohl manche Sachen,*
*Die wir getrost belachen,*
*Weil unsre Augen sie nicht sehn.*

*Wir stolze Menschenkinder*
*Sind eitel arme Sünder*
*Und wissen gar nicht viel.*
*Wir spinnen Luftgespinste*
*Und suchen viele Künste*
*Und kommen weiter von dem Ziel.*

*Gott lass uns dein Heil schauen,*
*Auf nichts Vergänglichs trauen,*
*Nicht Eitelkeit uns freun!*
*Lass uns einfältig werden*
*Und vor dir hier auf Erden*
*Wie Kinder fromm und fröhlich sein.*

*Wollst endlich sonder Grämen*
*Aus dieser Welt uns nehmen*
*Durch einen sanften Tod!*
*Und wenn du uns genommen,*
*Lass uns in Himmel kommen,*
*Du, unser Herr und unser Gott!*

*So legt euch denn, ihr Brüder,*
*In Gottes Namen nieder!*
*Kalt ist der Abendhauch.*
*Verschon uns, Gott, mit Strafen*
*und lass uns ruhig schlafen,*
*und unsern kranken Nachbar auch!*

MATTHIAS CLAUDIUS (1740-1815)

Das Abendlied von Matthias Claudius ist wohl das bekannteste und beliebteste Abendlied in Deutschland. Helmut Schmidt wollte, dass dieses Lied bei seiner Beerdigung gesungen wird. Es sind eindrucksvolle Bilder, die Matthias Claudius zeichnet, um die

Gefühle auszudrücken, die viele Menschen am Abend ähnlich empfinden. Da ist das Bild der Stille, das die schweigende Natur in uns hervorruft. Doch die Stille wird auch zu einer heilenden persönlichen Stille, wenn in unserer stillen Kammer auch der Jammer des Tages verstummt. Das Schweigen ist dann wie ein heilsamer Nebel, der sich über allen Lärm des Tages legt und uns die Sorgen des Tages vergessen lässt. Und dann ist da das Bild des Mondes, der oft nur halb zu sehen ist. Er wird zum Bild für unsere Sichtweisen, die oft sehr einseitig sind. Der halbe Mond lädt uns ein, über unsere oft so ernsten Deutungen des Lebens zu lachen, weil sie nur die Hälfte des Lebens bedenken. Der Abend lädt uns ein, einfältig zu werden wie die Kinder. Einfalt war zur Zeit des Matthias Claudius eine Tugend. Schon die Stoiker – etwa Marc Aurel, der Philosoph auf dem Kaiserthron – sehen den Menschen, der „haplous" (= einfach) ist, als Idealbild. Einfalt meint, frei zu sein von innerer Zerrissenheit, ganz zu sein, frei zu sein von Nebenabsichten, klar und durchsichtig zu sein.

Der Abend lädt uns ein, alles komplizierte Denken zu lassen, alle Ränke und Pläne zu lassen und uns einfach dem Augenblick zu überlassen. Die Nacht erinnert uns immer auch an den Tod. Doch der Tod ist für Matthias Claudius nicht etwas Schlimmes. Er spricht von einem sanften Tod, der uns von allen Sorgen und Bedrängnissen dieser Welt befreit. So bittet der Dichter in der letzten Strophe, dass Gott uns ruhig schlafen lasse. Doch er denkt nicht nur an sich, sondern auch an den kranken Nachbarn, an all die Menschen, denen es nicht gut geht. Die Stille des Abends lässt uns eins werden mit allen Menschen. Wir fühlen uns mit allen verbunden. In dieser Verbundenheit mit den Menschen, mit Gott und mit der Natur können wir ruhig schlafen und die Nachtruhe als etwas Heiliges und Heilendes erfahren.

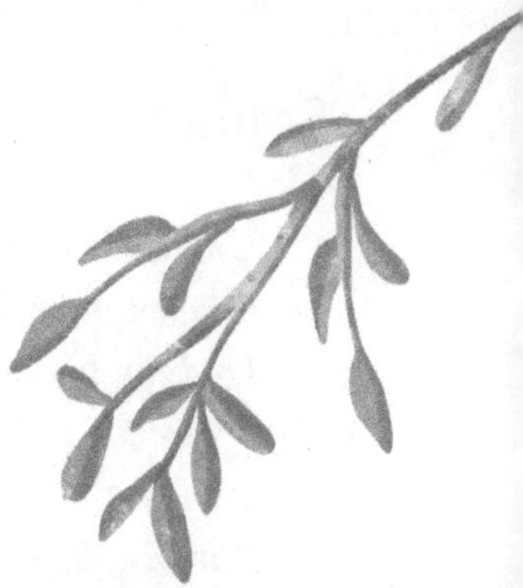

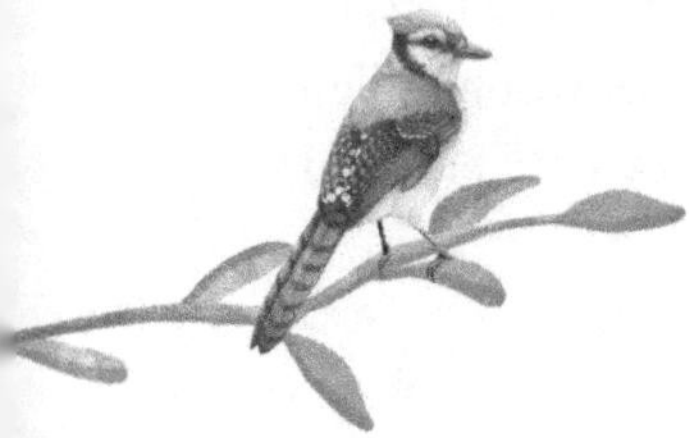

# Sonnennachtigallen

*Und die Sterne, immer größer,*
*Glühen auf mit Lustgewimmel,*
*Und am Ende, groß wie Sonnen*
*Schweifen sie umher am Himmel.*

*Zur Musik, die unten tönet,*
*Wirbeln sie die tollsten Weisen,*
*Sonnennachtigallen sind es,*
*Die dort oben strahlend kreisen.*

*Und das braust und schmettert mächtig,*
*Meer und Himmel hör' ich singen,*
*Und ich fühle Riesenwollust*
*Stürmisch in mein Herze dringen.*

HEINRICH HEINE (1797-1856)

Heinrich Heine gilt als letzter Dichter der Romantik, der zugleich die Romantik überwunden hat. In dem Gedicht über die Sterne, die er Sonnennachtigallen nennt, erklingt auch sein ironischer Ton. Auf der einen Seite bewundert er im Geist der Romantik die Sterne, die am Himmel stehen, die himmlische Musik verbreiten. Sie erzeugen in ihm eine Riesenwollust, die sein Herz durchdringt. Auf der anderen Seite spürt man die innere Distanz Heines zu dieser Faszination durch die Sterne und ihre himmlische Musik. Allein das Wort „Riesenwollust“ zeugt von der inneren Distanz, die Heine zu diesem Phänomen der Natur hat. Doch die einfache Sprache, mit der Heine seine Erfahrungen zum Ausdruck bringt, hat damals die Menschen fasziniert und fasziniert sie noch heute. Viele Musiker haben Heines Gedichte vertont. Wenn man den kritischen Ton überhört, dann berühren uns seine Verse über die Sterne und ihren himmlischen Gesang und sie können auch in uns die intensivste Freude, eine Riesenwollust erzeugen, indem wir das Phänomen der Sterne am Himmel in unser Herz eindringen lassen.

# Die große Herrlichkeit

*Ich sehe oft um Mitternacht,*
*Wenn ich mein Werk getan*
*Und niemand mehr im Hause wacht,*
*Die Stern' am Himmel an.*

*Sie gehn da, hin und her zerstreut*
*Als Lämmer auf der Flur;*
*In Rudeln auch und aufgereiht*
*Wie Perlen an der Schnur;*

*Und funkeln alle weit und breit,*
*Und funkeln rein und schön;*
*Ich seh die große Herrlichkeit*
*Und kann mich satt nicht sehen …*

*Denn saget, unterm Himmelszelt,*
*Mein Herz mir in der Brust:*
*„Es gibt was Bessers in der Welt*
*Als all ihr Schmerz und Lust."*

*Ich werf mich auf mein Lager hin*
*Und liege lange wach*
*Und suche es in meinem Sinn*
*Und sehne mich darnach.*

MATTHIAS CLAUDIUS (1740–1815)

Matthias Claudius hat in diesem Abendgedicht, das den Titel „Die Sternseherin Lise" trägt, mehr noch als in seinem berühmten Abendlied Der Mond ist aufgegangen seine persönliche Erfahrung mit dem Abend beschrieben. Er übernimmt dabei die mystische Sprache von Paul Gerhardt, wenn er von der Herrlichkeit der Sterne spricht, an der er sich nicht satt sehen kann. Die Sterne verweisen den Dichter darauf, dass es etwas Besseres in der Welt gibt als nur Schmerz und Lust. Weder der Schmerz ist alles noch die Lust, die uns manchmal überfällt. Die Sterne verweisen uns auf die göttliche Herrlichkeit, die in ihnen aufscheint. Matthias Claudius reagiert auf die Herrlichkeit der Sterne, indem er sich auf sein Lager wirft und lange Zeit wach bleibt, um das Geheimnis der Sterne in seinem Geist zu meditieren. Indem er über die Schönheit der Sterne nachsinnt, spürt er seine Sehnsucht, die die Sterne in ihm erzeugen. Es ist die Sehnsucht nach Heimat, wie es in dem volkstümlichen deutschen Lied „Heimat deine Sterne" zum Ausdruck kommt. So führt der Blick zu den Sternen den Dichter nicht zur inneren Ruhe, sondern zu einem Nachdenken, das ihn lange wach hält. Er kann nicht einfach voller Ruhe reagieren auf das Wunder der Sterne. Er muss lange wach bleiben, um dem Geheimnis der Sterne auf die Spur zu kommen.

# Unter Sternen

*Wende dich, du kleiner Stern,*
*Erde! wo ich lebe,*
*Dass mein Aug', der Sonne fern,*
*Sternenwärts sich hebe!*

*Heilig ist die Sternenzeit,*
*Öffnet alle Grüfte;*
*Strahlende Unsterblichkeit,*
*Wandelt durch die Lüfte.*

*Mag die Sonne nun bislang*
*Andern Zonen scheinen,*
*Hier fühl ich Zusammenhang*
*Mit dem All und Einen!*

*Hohe Lust, im dunklen Tal,*
*Selber ungesehen,*
*Durch den majestät'schen Saal*
*Atmend mitzugehen!*

*Schwinge dich, o grünes Rund,*
*In die Morgenröte!*
*Scheidend rückwärts singt mein Mund*
*Jubelnde Gebete!*

GOTTFRIED KELLER (1819–1890)

Der große Schweizer Dichter Gottfried Keller war als Humanist offen für Gott. Der Atheismus Feuerbachs hat ihn tief erschüttert, und in der Folge wendet er sich ganz der Wirklichkeit zu. Er ist fasziniert von der Schönheit der Welt, und man spürt auch in seinen Gedichten immer diese Liebe zur Welt. Aber diese Wirklichkeit bleibt für ihn offen für das Geheimnis.

So ist es auch in dem Gedicht „Unter Sternen". Auf der als klein erlebten Erde schaut der Dichter sternenwärts. Die Sternenwelt öffnet sein Herz für die „strahlende Unsterblichkeit". Und er fühlt im Blick auf die Sterne den Zusammenhang mit dem „All und Einen".

In der Weihnachtszeit spielen die Sterne eine wichtige Rolle. Da geht es nicht nur um den Stern von Betlehem. In den vielen Weihnachtssternen sehen wir das Geheimnis von Weihnachten ausgedrückt: dass Gott Mensch wird und dadurch alles eins wird. Im Blick auf die Sterne geht dem Dichter dieses Geheimnis auf, und als Antwort auf diese Erfahrung von Unsterblichkeit und Einssein singt sein Mund „jubelnde Gebete". So öffnet uns dieses auf den ersten Blick weltliche Gedicht doch das Herz für das, was an Weihnachten geschehen ist: dass der unsterbliche Gott sterblicher Mensch geworden ist und dass durch die Menschwerdung Gottes die ganze Welt – „das All" – von Gott durchdrungen und in Gott eins wird.

## Mondnacht

*Es war, als hätt der Himmel*
*Die Erde still geküsst,*
*Dass sie im Blütenschimmer*
*Von ihm nun träumen müsst.*

*Die Luft ging durch die Felder,*
*Die Ähren wogten sacht,*
*Es rauschten leis die Wälder,*
*So sternklar war die Nacht.*

*Und meine Seele spannte*
*Weit ihre Flügel aus,*
*Flog durch die stillen Lande,*
*Als flöge sie nach Haus.*

JOSEPH VON EICHENDORFF (1788–1857)

Joseph von Eichendorff ist der vielleicht typischste Vertreter der Romantik. Er widersetzt sich dem Nützlichkeitsdenken, das damals in der aufkommenden Industrialisierung weit verbreitet war. Er beschreibt die Natur voller Sehnsucht. Es sind einfache Bilder, die aber immer das Herz berühren. Und es sind Bilder, die unsere Sehnsucht berühren und anstacheln. So reagiert der Dichter selbst auf die Betrachtung der Felder und Wälder, der sternenklaren Nacht mit einem religiösen Gefühl: Seine Seele spannt „ihre Flügel" aus, und sie fliegt durch die stillen Lande, „als flöge sie nach Haus“. Rüdiger Safranski charakterisiert die Dichtung Eichendorffs so: Eichendorff ist „kein Dichter der Heimat, sondern des Heimwehs, nicht des erfüllten Augenblicks, sondern der Sehnsucht, nicht des Ankommens, sondern der Abfahrt“. Eichendorff betrachtet die Felder und Wälder und die sternenklare Nacht. Aber er bleibt nicht bei der Betrachtung stehen. Er lässt sich von ihnen in seiner Sehnsucht bestärken, über diese Welt hinauszugehen in das, was die Phänomene dieser Welt verheißen: in die Welt Gottes, in die ewige Herrlichkeit Gottes, die in allem, was ist, schon aufleuchtet. Eichendorff war katholisch. Seine katholische Grundhaltung lässt ihn Gott nicht nur im Wort erscheinen, sondern auch in der Schönheit der Natur. Mit allen Sinnen nimmt er die Spuren Gottes in dieser Welt wahr. Und er ist voller Optimismus, dass uns der vorurteilslose Blick auf die Natur zu Gott führt, dem Schöpfer dieser wunderbaren Welt.

## Rhapsodie

*ICH LASSE DICH NICHT DU SEGNEST*
*MICH DENN*
*Ich lobpreise ich lobsinge*
*Ich lobe Dich in Deinen Monden in Deinen*
*schmalen wiegenden messingfarbenen Monden*
*die meine Nacht klar machen*
*Ich lobe Dich ich preise Dich in Deinen*
*Sonnen die übereinanderwogen in Deinen*
*dürstenden Horizonten*
*Ich preise Dich in Deinen Wiesen in Deinen*
*süszen unberührten wehenden Wiesen in Deinen*
*purpurnen Augustwiesen*
*Ich lobsinge Dir in Deinem flammenden Wald*
*in Deinem Wald über ihm die wandernden*
*leichten damastenen Wolken*
*Ich bete Dich an in allen Deinen Geschöpfen*
*in Deinen flüchtigen hellen ängstlichen blinden*
*einsamen holden Geschöpfen*

FRIEDERIKE MAYRÖCKER (1924–2021)

Die österreichische Autorin Friederike Mayröcker sagt von ihrem Schreiben, sowohl von ihrer Lyrik als auch von ihren Prosatexten: „Ich lebe in Bildern. Ich sehe alles in Bildern, meine ganze Vergangenheit, Erinnerungen sind Bilder. Ich mache die Bilder zu Sprache, indem ich ganz hineinsteige in das Bild. Ich steige so lange hinein, bis es Sprache wird." In dem Gedicht „Rhapsodie" wird deutlich, wie sich die Dichterin in die Bilder hineinmeditiert. Es sind eindrückliche biblische Bilder, die auftauchen. Schon der erste Vers erinnert an den Jakobskampf, bei dem Jakob zu dem dunklen Mann sagt, der mit ihm ringt: „Ich lasse dich nicht, du segnest mich denn." Dieses Wort wendet Mayröcker auf die Natur an. Sie lässt nicht vom Mond, von der Sonne, von den Wiesen, vom Wald. Sie steigt hinein in diese Bilder. Und auf dem Grund der Bilder erkennt sie den, den sie dafür lobpreist, dem sie lobsingt und den sie anbetet in seinen Geschöpfen. Sie sieht den Bildern wirklich auf den Grund und erkennt als den Grund allen Seins den, dem sie ein Lied des Lobes singen kann. Und sie betet Gott an in den Geschöpfen. Das bedeutet aber auch, dass sie die Geschöpfe voller Ehrfurcht betrachtet. Und in den flüchtigen, hellen, ängstlichen, einsamen, holden Geschöpfen erkennt sie Gott.

Das ist das Paradox: Die Geschöpfe sind zwar flüchtig, sie sind einsam und ängstlich, und doch erlebt sie gerade in ihnen das Geheimnis des Schöpfers, der unendlich, ewig und unerschöpflich ist.

# Postludium

## Franz von Assisi

*Franz versteht*
*Raben hat die*
*Amsel als Freund*
*Natter lebt bei ihm*
*Ziege und Wolf*
*Vetter: der Regen*
*Oheim: der Mond*
*Nichten: die Blumen*
*Amme: die Sonne*
*Schwester: der Wind*
*Singt von dem Einen*
*Ihr seine Kinder*
*Seine Geschöpfe*
*Immerzu singt*

BERNHARD WINTER (GEB. 1954)

Am Ende unserer Auswahl aus Schöpfungsgedichten steht noch einmal der Verfasser des „Sonnengesangs" im Zentrum. Bernhard Winter hat über ihn ein sogenanntes „Akrostichon" verfasst. Das heißt: Die Anfangsbuchstaben des Gedichtes ergeben den Namen des Heiligen, von dem der dichte Text handelt: Franz von Assisi. In wenigen kurzen Zeilen hat der Lyriker das Wesen dieses Liebhabers der Schöpfung zum Ausdruck gebracht. Das Wesen des hl. Franz ist das

Verstehen. Er bewertet und beurteilt nicht, sondern er versteht: Er versteht die Menschen, die Tiere, die Pflanzen, er versteht Sonne, Mond und Wind. Weil er ihnen nahe ist, versteht er sie. Weil er zu den Geschöpfen steht, entsteht um ihn herum Frieden. Da haben die Raben die Amsel als Freund. Ziege und Wolf leben friedlich nebeneinander. Und die Natter greift den Heiligen nicht an, sondern sie lebt friedlich bei ihm. Das, was die anderen Geschöpfe ausmacht, gehört auch zu Franziskus. Wind und Regen, Sonne und Mond und auch die Blumen sind seine Verwandten. Alle sprechen zu ihm von Gott. Sie alle singen von Gott. Und daher sollen die Menschen, auch sie Gottes Kinder und selber seine Geschöpfe, immerzu von dem Einen Gott singen. Sie sollen einstimmen in den Lobgesang der Vögel, in den Lobgesang von Regen und Wind.

So lädt Bernhard Winter mit diesem kurzen Gedicht den Leser ein, es Franziskus nachzumachen: sich von seinem Sonnengesang inspirieren zu lassen, in Einklang zu kommen mit der Schöpfung und mit allem, was lebt, mit Pflanzen und Tieren, Sonne und Mond als Vater und Mutter zu sehen und voller Freude zu singen über das Wunder der Schöpfung. Wenn wir das tun, dürfen auch wir die Freude erleben, die den hl. Franziskus auszeichnet, die vollkommene Freude, von der Jesus spricht: eine Freude, die auch Leid und Sorgen uns nicht zu nehmen vermögen.

# Auf die Stimme der Schöpfung hören – Nachwort

„Hört auf die Stimme der Schöpfung“: So lautete im Jahre 2022 das Motto für den Weltgebetstag „Für die Bewahrung der Schöpfung“. Papst Franziskus bezeichnete damals das Lied der Schöpfung als ein „süßes Lied“. Doch, so konstatiert er, „leider wird dieses süße Lied von einem bitteren Aufschrei begleitet“ (Papst Franziskus, auf Twitter, 1.9.2022).

Die Dichter haben in ihren Gedichten beide Lieder gesungen: Da sind einerseits Loblieder auf die Schönheit der Schöpfung. Aber es gibt auch eindringliche Lieder, die von bitterem Schmerz über die Ausbeutung der Erde geprägt sind. Die Dichter wollen uns die Augen öffnen, nicht indem sie uns moralische Forderungen stellen, sondern indem sie die Schöpfung besingen. Seit mehr als 3000 Jahren gibt es solche Lieder: angefangen von den Ägyptern und ihrem Lob der Sonne über die Psalmen des Volkes Israel und die Hymnen der Indianer bis zu den Liedern, die uns die Dichter der Romantik geschenkt haben und die uns die Schönheit der Schöpfung vor Augen führen.

Beide Stimmen kommen in den Schöpfungsgedichten zum Ausdruck: Da schreit die Mutter Erde, weil sie ausgebeutet wird. Aber da singen auch die Vögel, die Ameisen, die Steine und die Bäume das Lied der Schönheit. Gerade die Dichter der Romantik waren fasziniert von der Schönheit der Schöpfung. Für sie ist die Natur immer auch ein Spiegel für den Menschen. Sich in der Natur wiederzuerkennen, hat eine lange Tradition. In der Religionsgeschichte finden wir immer wieder bezeugt, dass die Natur die ursprüngliche Lehrmeisterin des Menschen ist. An der Natur kann er das Werden und Vergehen erkennen. Das Aufblühen und Verwelken, die Zärtlichkeit einer Blume und die Kraft eines Baumes führen ihn an das Geheimnis seines eigenen Seins heran.

Als Ijob gegen Gott rebelliert, weil er in solches Leid geraten ist, da rechtfertigt sich Gott nicht. Vielmehr zeigt er ihm die Schönheit der Schöpfung, er führt ihm die Macht der Naturgewalten wie Sturm und Flut vor Augen und schildert ihm die Kraft des Nilpferds. Dieser Blick auf die Natur lässt Ijob verstummen in seiner Anklage: „Vom Hörensagen nur hatte ich von dir vernommen; jetzt aber hat mein Auge dich geschaut. Darum widerrufe ich und atme auf, in Staub und Asche" (Ijob 42,5f). Indem er auf die Wunder der Natur schaut, schaut er Gott selbst, den Schöpfer aller Dinge. Und zugleich erkennt er, dass er sich ein zu enges und einseitiges Bild von Gott gemacht hat. Die Natur mit ihren Geheimnissen lässt uns das Geheimnis Gottes erahnen.

Die Dichter geben, bis in die Gegenwart hinein, der Schöpfung eine Stimme, damit wir diese Stimme hören. Es ist eine Stimme, die uns in die stille Betrachtung einlädt, die uns aber auch nachdenklich werden lässt, indem sie unseren missbräuchlichen Umgang mit der Natur zur Sprache bringt. Die Texte zeigen uns den Reichtum und die Schönheit der Schöpfung, damit wir sie betrachten und uns Zeit nehmen, tiefer in das Geheimnis der Natur einzudringen, in der Natur etwas von Gottes Geist zu erkennen, der die Natur durchdringt. Gedichte objektivieren nicht die Natur, sondern lassen sie für uns in ihrer Durchsichtigkeit für das Geheimnis des Lebens, für das Geheimnis der Liebe aufscheinen. Die Dichter laden uns ein, die Transparenz der Dinge wahrzunehmen und die Haltung der Ehrfurcht zu kultivieren. Und sie möchten durch ihre Worte bewirken, dass wir Empathie für die Natur entwickeln, für die Natur, die uns umgibt, aber auch für die Natur in uns selbst. Wir können nicht auf die Natur schauen, ohne auf uns zu blicken, die wir Teil der Natur sind.

Es geht also darum, unsere innere Verbindung mit der Natur zu sehen. Wir sind alle aus dem gleichen Sternenstaub gebildet. Das zeigt uns Lukas in der berühmten Areopagrede, die er dem hl. Paulus in den Mund legt. Da spricht er von Gott, „der allen das Leben, den Atem und alles gibt. Er hat aus dem Einen das ganze Menschengeschlecht erschaffen, damit es die ganze Erde bewohne" (Apg 17,25f). Oft wird diese Stelle so übersetzt: „aus dem einen Menschen das ganze Menschengeschlecht". Doch wer die griechische Philosophie des „to hen" (= das Eine) kennt, auf die Lukas sich in dieser Rede immer wieder bezieht, der wird hier einen Anklang an das Geheimnis des „Einen" erkennen. Aus dem Einen hat Gott alle Menschen und die ganze Schöpfung geschaffen. Das Eine verweist uns auf Gott, der der Grund des Einen ist. Und so folgert Lukas: „Denn in ihm leben wir, bewegen wir uns und sind wir, wie auch einige von euren Dichtern gesagt haben: Wir sind von seiner Art" (Apg 17,28).

Die griechischen Dichter haben damals schon das Lied von der inneren Einheit gesungen. Wir sind nicht nur eins mit der Natur und mit allen Menschen, sondern eins mit Gott, dem Grund allen Seins. Wir leben und bewegen uns in der Natur, aber zugleich immer in Gott, der in allem gegenwärtig ist. Die Natur ist nicht Gott, aber sie ist von Gottes Geist durchdrungen. So wollen uns die Dichter zu einem spirituellen Umgang mit der Schöpfung einladen. In der Natur erahnen wir nicht nur unsere eigene Natur, sondern auch unsere innere Verbindung mit allem, was ist, und unsere Einheit mit Gott, der uns in der Schönheit der Schöpfung aufleuchtet.

So wünsche ich den Lesern und Leserinnen, dass sie beim Lesen und Betrachten der hier ausgewählten

Texte Freude über die Schöpfung empfinden und dass sie sich im Betrachten der Natur dem Geheimnis ihrer eigenen Natur und dem Geheimnis Gottes öffnen. Aus dieser Freude über die Schöpfung und aus dem Einssein mit ihr wird dann auch ein neuer Umgang mit der Schöpfung folgen, ein Umgang mit Achtsamkeit, mit Ehrfurcht und mit Liebe zu der Schöpfung, in der uns die Liebe Gottes entgegenströmt.

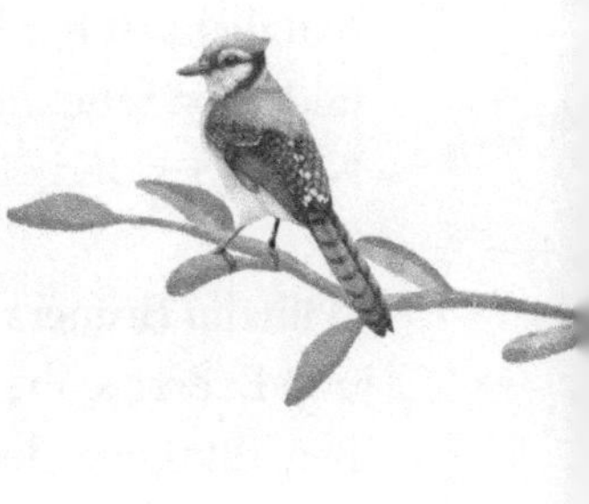

## Die Autoren

**Gottfried Bachl** (1939–2020), österreichischer Theologe und Universitätsprofessor für katholische Dogmatik in Linz und Salzburg, wandte sich in Predigten und Veröffentlichungen gegen „endgültige Antworten gegenüber dem Unergründlichen“, verwarf eine geistige, theologische oder politische „Totalitärsprache“ und suchte – inspiriert von einer intensiven Naturerfahrung – nach einer poetischen Sprache auch für religiöse Erfahrungen und theologische Sachverhalte.

**Barthold Heinrich Brockes** (1680–1747), in Hamburg beheimateter Dichter der frühen deutschen Aufklärung, dessen Hauptwerk, die Gedichtsammlung Irdisches Vergnügen in Gott, die Schönheit und Nützlichkeit der Natur als Mittler zwischen Mensch und Gott reflektiert und lange großen Einfluss auf die Naturlyrik und ein spirituelles Naturverständnis hatte.

**Wilhelm Bruners** (geb. 1940), kath. Priester, Theologe und Exerzitienbegleiter, war 1987–1992 Mitglied des Benediktinerordens und leitete in Israel 1992–2005 die „Bibelpastorale Arbeitsstelle des Katholischen Bibelwerks“ in Jersualem. Er legte zahlreiche Publikationen über Jesus von Nazaret vor. Als religiöser Lyriker hat er sechs Gedichtbände verfasst (u. a. Verabschiede die Nacht, 1999, Niemandsland Gott, 2015), die breit rezipiert und auch in Lehrbücher für den Religionsunterricht aufgenommen wurden.

**Christine Busta** (1915–1987), österreichische Lyrikerin, die als Bibliothekarin arbeitete und erst spät zum Schreiben (1946 erste Gedichtveröffentlichungen) und zu schriftstellerischem Erfolg kam. Unter ihren zahlreichen Auszeichnungen: Georg-Trakl-Preis für Lyrik, Droste-Preis, Charles-Péguy-Preis, Eichendorff-Literaturpreis. Durch ihr ganzes Werk ziehen sich Naturmotive: Bienen, Schnee, Mohn, Bäume, Sterne, die Sonnenblume u. a., aber auch Bilder aus der christlichen Tradition und der antiken Mythologie.

**Thomas Carlyle** (1795–1881), schottischer Essayist und Historiker, den eine besondere Beziehung mit der deutschen Geisteswelt (insbesondere mit dem Idealismus) verband, die er – der auch mit Goethe in persönlicher Verbindung stand – durch Übersetzungen in England bekannt machte.

**Matthias Claudius** (1740–1815), deutscher Dichter und Publizist, dessen lyrische Werke sich durch besondere Innigkeit und einen volksliedhaften Ton auszeichnen. Als Journalist war er Herausgeber des „Wandsbeker Boten“.

**Joseph von Eichendorff** (1788–1857), Lyriker und Schriftsteller der deutschen Romantik. Wie populär seine Gedichte sind, zeigt die Tatsache, dass er mit etwa fünftausend Vertonungen zu den meistvertonten deutschsprachigen Lyrikern zählt.

**Franz von Assisi, eigentlich Giovanni Bernardone** (1181/82–1226), einer der wirkungsmächtigsten Heiligen der Kirche, lebte nach dem Vorbild Jesu Chrisiti (sog. imitatio Christi). Diese Lebensweise zog gleichgesinnte Gefährten an, was zur Gründung der Minderen Brüder führte, deren Orden rasch wuchs. Trotz großer Widerstände während der ersten Jahre seines Wirkens wurde er von der katholischen Kirche schon zwei Jahre nach seinem Tode heiliggesprochen. Ein in 53 kurze Kapitel eingeteiltes Buch über sein Leben, die sogenannten Fioretti, hat aufgrund seiner weiten Verbreitung als Andachtsbuch im 19. und 20. Jahrhundert das Bild des Franziskus lange geprägt.

**Paul Gerhardt** (1607–1676), evangelisch-lutherischer Theologe und einer der bedeutendsten deutschsprachigen Kirchenlieddichter. Seine religiösen Dichtungen haben aufgrund ihrer poetischen Qualität nicht nur die Zeiten überdauert, sondern auch konfessionelle und sprachliche Schranken überwunden. Man rühmt an seinen Texten die Entwicklung vom Bekenntnislied zum Andachtslied, und einige von ihnen sind zu klassischen Beispielen des zuversichtlichen Preis- und Dankgebets geworden. Seine Gedichte wurden auch Volkslieder christlichen Glaubens.

**Albrecht Goes** (1908–2000), deutscher Schriftsteller, protestantischer Theologe. Er engagierte sich nach dem Krieg gegen die Wiederaufrüstung Deutschlands und im christlich-jüdischen Dialog. Bereits in den 30er-Jahren erschienen mit Verse (1932) und Der Hirte (1934) erste Gedichtbände, die von einem anakreontischen Naturverständnis geprägt waren.

**Dag Hammarskjöld** (1905–1961) war von 1953 bis zu seinem Tod 1961 der zweite Generalsekretär der Vereinten Nationen. Kurz nach seinem Tod wurde ihm der Friedensnobelpreis verliehen. Er starb während einer Friedensmission bei einem bis heute ungeklärten Flugzeugabsturz. Seine nachgelassenen Aufzeichnungen „Zeichen am Weg“ kennzeichnen ihn als suchenden Menschen von mystischer Tiefe und verantwortungsbewussten Politiker.

**Heinrich Heine** (1797–1856), einer der bedeutendsten deutschen Dichter, Schriftsteller und Journalist des 19. Jahrhunderts.

**Hildegard von Bingen** (1098–1179), Benediktinerin, Äbtissin, Dichterin, Komponistin und bedeutende natur- und heilkundige Universalgelehrte. Durch ihre Texten hat sie Wissenschaft, Spiritualität und Religion beeinflusst wie nur wenige andere. Sie verbindet, was sonst oft immer noch getrennt ist: religiöse Ergriffenheit und naturwissenschaftliche Präzision, mystische

Schau und therapeutisches Wissen, politischen Mut und künstlerische Kreativität. Ihre Visionen der Einheit von Kosmos und Mensch sowie von göttlicher Weisheit und ökologischer Krise sind von ungewöhnlicher Aktualität.

**Friedrich Hölderlin** (1770–1843), bedeutender Lyriker, dessen Werk eine eigenständige Stellung neben Weimarer Klassik und Romantik einnimmt.

**Christian Hofmann von Hofmannswaldau** (1616–1679), schlesischer Lyriker und Epigrammatiker, Bürgermeister der Stadt Breslau, gilt als der führende Vertreter der „Zweiten Schlesischen Dichterschule" und als Begründer des „galanten Stils" in der deutschsprachigen Poesie.

**Arnim Juhre** (1925–2015), deutscher Schriftsteller, Dichter und Liedtexter, arbeitete als Redakteur, Verlagslektor und freier Autor. Er ist Autor von Theaterstücken, Erzählungen, Dramen, Essays, Hörspielen, Gedichten und Liedtexten (vor allem in der Kategorie Neues Geistliches Lied), die Eingang in viele Gesang- und Liederbücher gefunden haben. Initiator des Kaschnitz-Preises der Ev. Akademie Tutzing.

**Gottfried Keller** (1819–1890), Schweizer Dichter und Politiker. Berühmt wurde er als Erzähler, der schon zu seinen Lebzeiten als einer der bedeutendsten Vertreter der Epoche des bürgerlichen Realismus galt.

**Nikolaus Lenau** (1802–1850), österreichischer Dichter der Spätromantik, dessen von Schwermut geprägtes Werk Erfahrungen der Moderne vorwegnimmt.

**Friederike Mayröcker** (1924–2021), österreichische Schriftstellerin, die Lyrik, Prosa, Kinderbücher, Bühnentexte und Hörspiele veröffentlichte und zu den wichtigsten deutschsprachigen Autorinnen ihrer Generation zählt.

**Christian Morgenstern** (1871–1914), deutscher Dichter, Schriftsteller und Übersetzer. Besondere Bekanntheit erreichte seine komische Lyrik etwa der Galgenlieder, die jedoch nur einen Teil seines Werkes ausmacht. Seine Kontakte zur Anthroposophie und Theosophie prägen auch die spirituelle Komponente seines „ernsthaften" Werks.

**Johannes Poethen** (1928–2001), deutscher Schriftsteller, der ursprünglich formal unter dem Einfluss von Eichendorff und Hölderlin und unter dem Eindruck des Erlebnisses der griechischen Literatur und Kultur schrieb. In den 70er-Jahren vollzog Poethen eine Wende zu freieren Formen und setzte sich auch kritisch mit Problemen der Gegenwartsgesellschaft auseinander.

**Rainer Maria Rilke** (1875–1926), einer der bedeutendsten deutschen Lyriker, der neben seinen Gedichten auch Erzählungen und einen Roman veröffentlicht hat.

**Friedrich Spee von Langenfeld** (1591–1635) war ein deutscher Jesuit. Er gilt als einer der bedeutendsten geistlichen Dichter des Barock. Berühmt wurde er als Kirchenlieddichter, aber auch als Kritiker der Hexenprozesse.

**Wisława Szymborska** (1923–2012), polnische Lyrikerin. 1996 erhielt sie den Nobelpreis für Literatur „für eine Poesie, die mit ironischer Präzision den historischen und biologischen Zusammenhang in Fragmenten menschlicher Wirklichkeit hervortreten läßt". Ihr schmales Werk (350 Gedichte in 12 Bänden) machte sie zu einer der bedeutendsten Dichterinnen Polens.

**Gerhard Tersteegen, eigentlich Gerrit ter Steegen** (1697–1779), evangelischer Kirchenlieddichter und Mystiker (der auch katholische Mystiker übersetzte), Kaufmann und Handwerker, pietistischer Seelsorger, Heilkundiger und Laienprediger. Seine Lieder finden sich noch heute in kirchlichen Gesangbüchern.

**Ludwig Uhland** (1787–1862), deutscher Dichter, Literaturwissenschaftler, Jurist und Politiker, Abgeordneter im ersten gesamtdeutschen Parlament, der Frankfurter Nationalversammlung von 1848.

**Silja Walter** (1919–2011), studierte Literatur an der Universität Freiburg (Schweiz). Seit 1948 lebte sie als Sr. Maria Hedwig im Benediktinerinnenkloster Fahr bei Zürich. Für ihr schriftstellerisches Wirken erhielt sie zahlreiche Ehrungen im Literatur- und Kulturbetrieb. Die Gesamtausgabe ihrer Werke ist im Paulusverlag erschienen.

**Walt Whitman** (1819–1892), US-amerikanischer Dichter, Journalist, Essayist und einflussreicher Lyriker mit mystisch-prophetischem Gedankengut. Sein Hauptwerk ist die Gedichtsammlung Leaves of Grass (die er von 1855 bis kurz vor seinem Tod 1892 immer wieder erweiterte und veränderte), ein Preis der Natur und der Rolle des Menschen in ihr.

**Bernhard Winter,** geb. 1954, ist Autor mehrerer Gedichtbände. Er arbeitet als Psychotherapeut in eigener Praxis nahe München. Für sein Schaffen wurde er mit mehreren Preisen ausgezeichnet.

# Quellenhinweise

Afrikanisch, Ostafrika: Ansteckend fröhlich, in: Adalbert Ludwig Balling (Hg.), Unseren täglichen Reis gib uns heute, Verlag Herder, Freiburg im Breisgau 1984.

Afrikanisch: Wir sind erwacht, abgedruckt in: Fritz Pawelzik (Hg.), Ich werfe meine Freude an den Himmel, © 1992 SCM R. Brockhaus in der SCM Verlagsgruppe GmbH, Holzgerlingen (www.scm-brockhaus.de).

Aztekisch: O Herr der Welt, in: Günter Lanczkowski (Hg.), Früh-welkende Blumen, Verlag Herder, Freiburg im Breisgau 1983.

Gottfried Bachl, Windpsalm; Wasserpsalm, in: ders.: feuer, wasser, luft, erde. neue psalmen, © Verlag Tyrolia, Innsbruck 2017 (Erstausgabe 2011).

Wilhelm Bruners, Rat, in: ders., Am Rande des Tages. Gedichte, © Tyrolia Verlag, Innsbruck 2020.

Wilhelm Bruners, Spiegelungen, © mit freundlicher Genehmigung des Autors.

Christine Busta, Ein Stundengebet; Schneepsalm, aus: dies., Wenn du das Wappen der Liebe malst, © Otto Müller Verlag, 3. Auflage, Salzburg 1995.

Thomas Carlyle, Ein Mensch, in: Jörg Zink (Hg.), Unter dem großen Bogen. Das Lied von Gott rings um die Erde, Kreuz Verlag, Stuttgart 2001.

Franz von Assisi, Sonnengesang (übers. von Leonhard Lehmann), aus: Dieter Berg, Leonhard Lehmann (Hg.), Franziskus-Quellen, © 2009 Edition Coelde in der Butzon & Bercker GmbH, Kevelaer, www.bube.de

Albrecht Goes, Erwachen wieder, in: ders. Lichtschatten du, © 1978, S. Fischer Verlag GmbH, Frankfurt am Main 1978.

Dag Hammarskjöld, Zeichen am Weg. Das spirituelle Tagebuch des UN-Generalsekretärs. Aus dem Schwedischen von Anton Graf Knyphausen, © Verlag Urachhaus, Stuttgart 2011.

Indianisch: Morgenlied der Pawnee, in: Rudolf Kaiser, Indianischer Sonnengesang, Verlag Herder, 4. Auflage, Freiburg im Breisgau 1997.

Jüdisches Morgengebet, in: Jakob J. Petuchowski, Gottesdienst des Herzens. Eine Auswahl aus dem Gebetsschatz des Judentums, Verlag Herder, Freiburg im Breisgau 1981.

Arnim Juhre, Wem gehört die Erde?; Wir stehn auf dünner Erdenhaut, in: ders., Die Ungeborenen schlagen Alarm. Gedichte – Psalmen – Lieder, © Strube Verlag, München 2003.

Koran: Allah, der Schöpfer und Erhalter: Koran XXVII, 61–62; XXX, 47–49 (übers. von Max Henning), in: Mircea Eliade, Geschichte der religiösen Ideen, Bd. 4: Quellentexte, Verlag Herder, Freiburg im Breisgau 1981.

Rainer Malkowski, Das Licht; Schon viel, in: ders., Die Gedichte. Mit einem Nachwort von Nico Bleutge, © Wallstein Verlag, Göttingen 2009.

Friederike Mayröcker, Rhapsodie, aus: dies., Gesammelte Gedichte 1939–2003. Herausgegeben von Marcel Beyer. © Suhrkamp Verlag Frankfurt am Main 2004. Alle Rechte bei und vorbehalten durch Suhrkamp Verlag Berlin.

Johannes Poethen, ach erde du alte, in: ders., ach erde du alte. Gedichte 1976–1980, © Klett-Cotta, Stuttgart 1981.

Wisława Szymborska, Psalm, aus: dies., Hundert Freuden. Gedichte. Herausgegeben und aus dem Polnischen von Karl Dedecius. © der deutschen Ausgabe Suhrkamp Verlag Frankfurt am Main 1996. Alle Rechte bei und vorbehalten durch Suhrkamp Verlag Berlin.

Silja Walter, Und das Licht, in: dies., Gesamtausgabe, Bd. 10: Spiritualität II (hier: Die sieben durchsichtigen Tage), © Paulusverlag Freiburg (Schweiz) 2005.

Walt Whitman, Wunder genug, in: Jörg Zink (Hg.), Unter dem großen Bogen. Das Lied von Gott rings um die Erde, Kreuz Verlag, Stuttgart 2001.

Bernhard Winter, Franz von Assisi, in: ders., wie weit ist ein wir. Spuren in die Liebe, Verlag Herder, Freiburg im Breisgau 2023, © mit freundlicher Genehmigung des Autors.